男性更年期

传说或现实？

主　审：张　旭　王共先

主　编：傅　斌　刘霄强

副主编：郭　炬　罗龙华

编　委：（排名不分先后）

李冬水　罗龙华

刘伟鹏　贺伟航

江昊鑫　杨海浪

熊芸强　詹祥鹏

邓　文　李　盛

江西科学技术出版社

江西·南昌

图书在版编目（CIP）数据

男性更年期：传说或现实？／傅斌,刘霄强主编.
南昌：江西科学技术出版社, 2025. 4. -- ISBN 978-7
-5390-9399-4

Ⅰ. R697

中国国家版本馆CIP数据核字第2025TF0865号

男性更年期：传说或现实？

傅　斌　刘霄强　主编

NANXING GENGNIANQI：CHUANSHUO HUO XIANSHI?

出版 发行	江西科学技术出版社
社址	南昌市蓼洲街2号附1号
	邮编：330009　电话：(0791)86623491　86639342(传真)
印刷	江西千叶彩印有限公司
经销	全国新华书店
开本	889 mm × 1240 mm　1/32
印张	4.5
字数	73.5千字
版次	2025年4月第1版
印次	2025年4月第1次印刷
书号	ISBN　978-7-5390-9399-4
定价	36.00元

国际互联网（Internet）地址：http://www.jxkjcbs.com　　选题序号：ZK2022291　　赣版权登字：-03-2025-48

责任编辑：宋　涛　盛江舒　装帧设计：傅司晨

序

　　近年来，随着工作和生活压力的增加，越来越多40岁以上的男性出现更年期综合征。特别是在我国步入老龄化社会的这一时期，男性更年期综合征的诊疗需求日渐增加。随着泌尿外科诊疗技术的发展，对男性更年期综合征的发生、发展机制以及治疗手段也有了新的认知。男性更年期综合征，便是男性迟发性性腺功能减退症，是指在一定年龄内男性心理状态以及身体机能发生骤然改变，出现情绪波动、抑郁和注意力不集中等心理问题。除此之外，还会出现性欲减退、勃起功能障碍、肌肉力量下降等生理现象。提高与完善男性更年期综合征的诊治水平，并将其概念进行普及，可以让越来越多的人认识并了解男性更年期。

　　傅斌教授深耕泌尿外科多年，对泌尿外科及男科相关的最新研究方向有着敏锐的洞察力，他领导的研究团队已经在泌尿外科腔镜微创技术领域获得众多创新成果。《男性更年期：传说或现实？》一书的内容充分体现傅斌教授及其团队对男性更年期综合征的理解和重视。

目前，男性更年期综合征的发生、发展机制的研究及治疗标准的制定依然面临着巨大的挑战，还需要更广泛而又深入的基础研究、临床试验与多中心研究。期待本书的出版能够促进男性更年期知识的普及，助力实现"健康中国2030"的伟大蓝图！

张旭
中国科学院院士
中国人民解放军总医院泌尿外科医学部主任

前　言

　　随着全球人口老龄化社会进程的加快，中老年男性的健康问题越来越引起社会的广泛重视。1939年，国外医生维尔纳发现中老年男性容易出现类似于女性围绝经期的症状，如体能下降、易疲劳、记忆力减退、潮热、阵汗、性功能减退和烦躁不安等，并且首次提出"男性更年期综合征"这个名称。20世纪70年代，男性这种随年龄增长的血清睾酮水平下降的情况被认为类似于女性绝经，又被称为绝雄。20世纪90年代，有学者发现男性雄激素下降幅度远低于女性绝经性激素下降幅度。之后，学界又陆续出现其他名称，如中老年男性部分雄激素缺乏、中老年男性雄激素缺乏等。直至2002年，国际老年学与老年医学协会将男性更年期综合征重新命名为迟发性性腺功能减退症。

　　男性更年期综合征，是一种与男性年龄增长相关的临床综合征。近年来，男性更年期综合征已成为全球性的医学研究热点问题，但是目前人们对男性更年期综合征的认识还有待提高，诊治技术水平也有限，并且对于男性更年期综合征的研究还存在许多问题。如病因多样化且缺乏特征性的临床症状；临床诊疗方法局限，对于结果的解释存在困难，没有建立疾病阶段性的治疗规范等。如何正确诊断男性更年期综合征，有效治疗男性更年期综合征；如何规范男性更年期综合征的诊治流程，预防男性更年期综合征，尽量推迟和减少更年期综合征给男性带来的痛苦，已成为泌尿外科工作者的重要任务。

为此，我们邀请在男性更年期综合征诊治方面具有特长的专家，广泛吸收国内外男性更年期综合征领域最新的研究成果，结合一线男科医生的临床实践经验，编著《男性更年期：传说或现实？》一书，用来加深公众对男性更年期及男性健康的认识和理解，消除社会对男性生理变化的误解和偏见。

首先，男性更年期的科普有助于人们更早地认识到潜在的男性更年期症状，促使他们寻求医学帮助，及早地进行诊断和治疗，有助于患者减轻更年期症状和提高生活质量。其次，了解男性更年期的存在，可以减少男性在面对生理和心理变化时的焦虑和困扰。心理健康的科普有助于促进男性积极面对并应对这一阶段的挑战。最后，男性更年期的科普可以促使男性更加关注健康的生活方式，包括饮食、锻炼习惯等。这些因素对减轻男性更年期症状和促进男性健康至关重要。此外，对医疗专业人员进行男性更年期的科普，能使他们更好地理解和处理患者的症状，给患者提供更恰当的医疗建议和治疗方案。男性更年期综合征的科普有助于社会更全面地关注男性健康问题，推动相关研究和医疗服务的发展，提高男性在不同年龄阶段的生活质量。

尽管各位专家对男性更年期的相关内容都做了详细的描述，但本书难免会有疏漏、不足之处，殷切希望各位读者批评指正、不吝赐教。

王共先
南昌大学第一附属医院副院长
江西省泌尿外科学科带头人

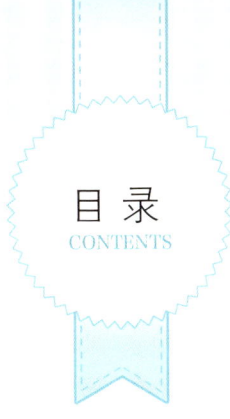

目 录
CONTENTS

PART 1

男性也有更年期？
——揭开男性更年期综合征之谜

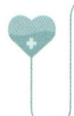

男性更年期综合征"原来如此"

　　人到了四五十岁，常常出现各种身体功能减退，体力下降，工作力不从心，容易陷入较大情绪波动，睡眠不佳，性欲减退等现象。如果女性出现这些现象，我们会联想到，其可能进入更年期了！若男性出

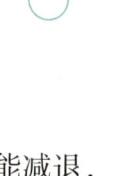

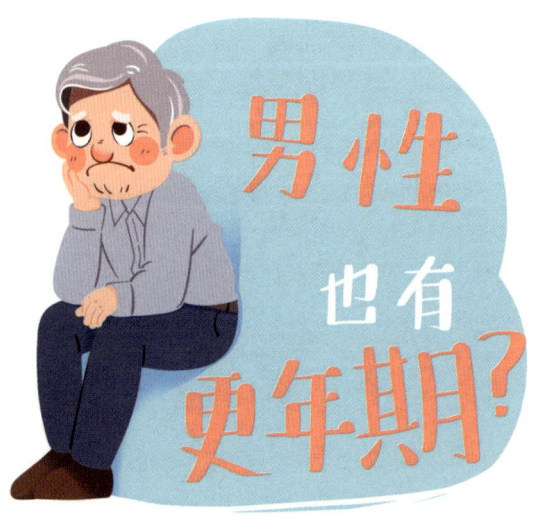

现上述症状，是否也提示其也进入了男性更年期呢？回答是肯定的，尽管很多人不愿意接受这样的事实！

那么什么是男性更年期综合征？"男性更年期"这一概念最早可以追溯到1813年，英国医生哈福德首次提出了"男性更年期疾病"。1939年，维尔纳观察发现男性在50岁以后出现体能下降等症状，他把此种综合征称为男性更年期综合征。20世纪70年代，有学者认为男性随着年龄增长，血清睾酮水平下降，类似女性绝经，被称为"绝雄"。但男性雄激素下降没有女性性激素下降明显，远远低于女性绝经性激素下降幅度，国外学者又提出了"中老年男性部分雄激素缺乏"和"中老年男性雄激素缺乏综合征"的命名。直到2002年，国际老年学与老年医学协会把男性更年期综合征命名为迟发性性腺功能减退症，又称为年龄相关性睾酮缺乏综合征。临床中使用最多的依然为男性更年期综合征。

男性更年期综合征发生在男性从中年步入老年之际的一个特定的年龄阶段，一般发生在40~55岁，也可以早到35岁或延迟到65岁。男性更年期综合征是由于机体逐渐衰老，内分泌功能尤其性腺功能减退，男性激素调节紊乱而出现的以精神症状、自主神经功能紊乱及性功能障碍等为主要表现的一组临床症候群。其主要特征是：①性欲和勃起功能减退，尤其是夜间勃起。②情绪波动大，容易疲劳，睡眠障碍，易怒，抑郁。③骨质疏松，肥胖，肌肉力量下降，自主生活能力下降。

男性更年期症状

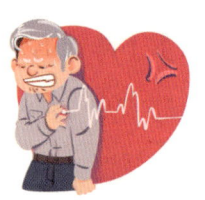

潮红/心悸

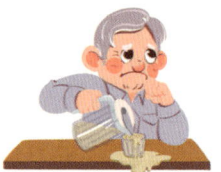

焦虑/心不在焉

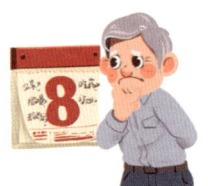

记忆力/注意力不佳

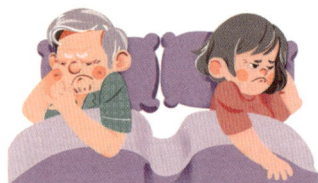

性功能障碍

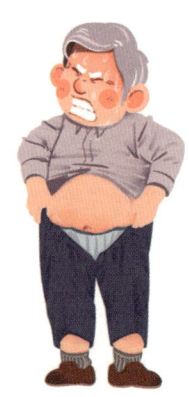

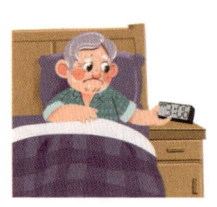

失眠/盗汗

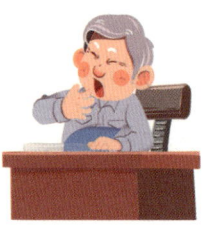

容易疲倦

体重增加/啤酒肚

关于男性更年期综合征的发生机制，现在也进行了许多研究，主要还是集中在多方面因素对雄激素的影响上。与年龄相关的睾丸内分泌功能下降主要是由于原发性睾丸功能衰竭，但重要的变化发生在下丘脑垂体水平。随着年龄的增长，最显著的内分泌变化与性类固醇相关，但其他激素，如生长激素、褪黑激素皮质醇和甲状腺素也受到影响。最后，过度肥胖、不良生活习惯、环境与遗传、疾病、心理状况和药物等因素也会影响雄激素水平。

部分男性是在不知不觉中度过更年期的，若中老年男性出现上述症状，也不必过度紧张，更不能病急乱投医，要认识到衰老是一个必然的过程。中老年男性消除紧张心理，增强信心，同时在专业医师的指导下进行相应的治疗，有助于平稳度过更年期。

（李冬水 罗龙华）

男性更年期综合征的"前世今生"

　　早在19世纪，医生们就观察到了男性随年龄增长而出现的一系列症状，他们将这些症状与男性血清睾酮水平降低联系了起来。此外，肾上腺素分泌少量睾酮，睾酮是主要的男性性激素，不论是男性或女性均有睾酮的分泌，成年男性睾酮的分泌量是成年女性分泌量的20倍，它对健康有着重要的影响，具有包括增强性欲、肌肉力量、免疫功能，对抗骨质疏松等功效。随着研究的深入，临床医生提出了"男性更年期"这个听起来有些不可思议的概念。在人们的意识中，对于更年期的了解往往是针对女性的。其实，更年期症状不仅仅发生在女性身上，男性也会出现更年期症状，只是在发病率方面有所不同。有学者提出女性更年期和男性更年期之间的相似性更可能与临床表现有关，而与潜在的激素变化无关。因为相较于女性更年期急剧的激素变化，男性睾酮水平下降是缓慢而持久的。睾酮水平降低会导致性功能、心理状态以及身体机能的改变。这些变化包括情绪波动、抑郁、注意力不集中、记忆力差、焦虑和易怒、睡眠问题、性欲减退、勃起功能障碍、肌肉质量和力量下降、体毛脱落、潮热、出汗过多、缺乏动力和整体幸福感下降。如果中老年男性发现自己有以上症状，那么需要注意，你可能患上了男性更年期综合征。女性更年期的定义和调查非常明确，主要是因为其独有的特征和相对明显的症状。围绝经期性激素的快速下降是潜在的病理生理机制。而男性更年期的诊断基于使用复杂的问卷去评估临床症状，如中老年男性雄激素缺乏量表。问卷全文如下。

1. 你的性功能或性欲是否下降？

2. 你是否缺乏精力？

3. 你的肌肉力量和/或耐力是否减弱？

4. 你曾经瘦过吗?

5. 你有没有注意到你的生活乐趣减少了?

6. 你感到悲伤和/或脾气暴躁吗?

7. 你的勃起力度不强吗?

8. 你是否注意到最近你的运动能力有所下降?

9. 你饭后是否爱打瞌睡?

10. 你最近的工作表现是否欠佳?

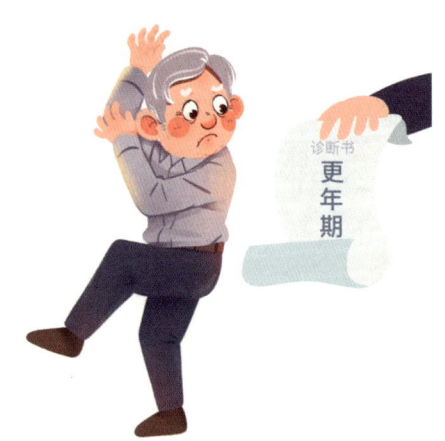

　　这个问卷评估了患者的主观感受,且被认为是独立的诊断工具,其结果将决定患者是否需要接受睾酮补充治疗。由于男性更年期并不像女性更年期那样伴随明显的激

素变化，所以确定治疗方案以及时间都非常困难，仅仅依靠问卷的方式是远远不够的。

2002年，国际老年学与老年医学协会发表了关于迟发性性腺功能减退症诊断和治疗的第一份建议，并于2005年和2008年更新。这些建议放弃了仅根据问卷研究的结果决定治疗方式的做法。与女性绝经后雌激素下降不同，并非所有男性都患有睾酮缺乏症，简而言之，就是并非所有更年期男性都出现睾酮水平的下降。虽然已经证明低睾酮水平与更年期症状相关，但也有许多低睾酮水平的男性没有更年期症状。目前可用的研究表明，并不存在和年龄相关的标准化睾酮水平。

目前，与衰老相关的睾酮缺乏与男性迟发性性腺功能减退之间的关联仍然存在争议，与衰老相关的睾酮水平下降的几个主要问题仍未得到解答。例如，低睾酮水平与迟发性性腺功能减退症之间的相关性较差，这引发了一个问题，即能否使用正确的方法评估中老年男性的激素状态。

此外，男性更年期综合征的特征可能不容易与衰老引起的一般健康状况区分开来。抑郁、疲劳和缺乏活力是非特异性症状，而潮红、出汗、性欲下降和勃起功能障碍似乎与性腺功能减退直接相关。虽然关于男性更年期的概念还有许多争议，但是不可否认男性更年期的存在。一些学者对男性更年期的存在提出以下证据：①20～40岁健康男性的血清睾酮数值几乎没有低于正常水平的。②相较于年轻男性，50岁以上的男性有接近一半出现低睾酮血症。③老年男性的低睾酮血症与上述身体和心理症状有关。欧洲一项研究招募了3000名平均年龄为59岁的男性，他们被邀请通过问卷调查、身体和认知能力测试以及抽血检查进行健康和激素评估。最终，有9种症状被证实与总睾酮或游离睾酮水平有关。随着血清睾酮数值的下降，这些症状包括3种性功能表现（早晨勃起频率、性欲和勃起功能状况）、3种身体症状（剧烈活动，例如跑步、提重物，步行超过1公里，跪下或弯腰后身体变化），以及3种心理症状（是否容易感到精力不足、悲伤和疲劳）。其他一系列症状与男性更年期无关，可以排除，例如睡眠模式改变、注意力不集中、自身价值感低、紧张和焦虑。

在男性的整个生命周期中，激素水平会随时间发生变化。尽管对男性衰老进行了数十年的数据收集，但雄激素水平的生理性下降与迟发性性腺功能减退症之间的关联仍然存在不确定性。尽管目前已经提出了很多与症状相关的睾酮阈值，但中老年男性低睾酮血症的雄激素替代疗法仍然没有明确和广泛接受的标准。虽然争论仍在继续，但有理由相信，低睾酮水平与症状学之间确实存在关联。

　　随着全球人口老龄化、平均寿命的增加以及对生活质量要求的提高，男性更年期成为一个逐渐凸显的健康问题。截至2023年年末，全国60周岁以上老年人口为29697万人，占总人口的21.1%。此外，男性更年期也是医学研究中的一个新对象，引起了相关专家们的广泛关注。男性更年期综合征是指与高龄相关的临床综合征，特征是血清睾酮水平降低。针对男性更年期综合征的早期诊断和治疗很重要，但在书籍和期刊中与此相关的信息很少。目前，人们对男性更年期的认知仍然很缺乏。一个主要问题是许多男性不接受男性更年期这个概念。很大一部分男性否认了生理与心理变化的存在，尤其是与性相关的变化，并对男性更年期持消极态度。然而，随着科学技术的进步和对该领域的大量研究，与男性更年期相关的知识正在增加，将会转变中老年男性对男性更年期的态度。这种态度的转变非常重要，重视男性更年期症状，有助于提升早期的诊断和治疗质量，可以减少男性更年期的并发症，并帮助他们创造一个积极健康的环境。

（贺伟航）

男性更年期综合征什么时候会"悄悄到来"？

　　健康男性自30岁以后就会出现性腺激素水平降低，并随着年龄的增加，性腺功能减退的发生率也会增加，主要表现为血清睾酮水平不断降低、性激素结合球蛋白增加，导致能发挥作用的游离睾酮和生物活性睾酮水平显著下降。从数值上来说，30岁男性的平均血清总睾酮水平大约为600 ng/dl（20.8 nmol/L），40～55岁以后的血清睾酮水平显著降低，60岁以上人群中约有20%的男性血清睾酮水平低于正常范围，80岁男性血清的平均总睾酮水平大约为400 ng/dl（13.9 nmol/L），多数80岁以上老年男性的血清睾酮水平已经降低到青春期前的水平。因此，通常认为男性更年期综合征发病于40～55岁，也可能提前至35岁或推迟至65岁，发病率约为40%。

　　一项研究运用"男性更年期自我评定量表"，对调查对象进行男性更年期综合征症状评分。在云南昆明地区对1252名男性进行的调查研究发现，男性更年期综合征的发病高峰在50～65岁，且以55～65岁为最多。男性更年期综合征各年龄组间各类症状得分均随年龄的增加而上升，且各组间差别有统计学意义。调查结果显示，总睾酮低于正常值的男性占6.01%，36.34%的患者游离睾酮低于正常值。随年龄的增加，总睾酮的变化不是很明显，而起作用的游离睾酮水平在体内下降比较明显。在45～65岁，随着游离睾酮水平的降低，患者更年期症状评分有增高趋势。此外，研究发现受教育程度越低，男性更年期综合征的发病率越低。这可能是由于，高学历男性经历的学业和事业压力与男性更年期综合征的发生有较大关系。所以男性更年期综合征发生的原因是多方面的，它不仅和激素的变化有关，还受心理因素的影响。但是男性更年期知识在民众中普及率较低，53.32%的人不知道或没有听说过男性更年期。故此，男性更年期综合征的科普是一个急需开展的重要任务。

与女性更年期相比，男性更年期的流行病学研究相对有限，一些方面仍存在争议。在众多研究中，男性更年期综合征的患病率存在差异，这可能是因为定义和诊断该综合征的方式方法不同。大多数研究显示，30%~50%的中年和老年男性可能会发生男性更年期综合征。

男性更年期综合征的症状多种多样，包括性功能问题、易疲劳、情绪波动大、抑郁、焦虑、失眠、体重增加和肌肉质量减少等。不同个体的症状和严重程度会有差异。

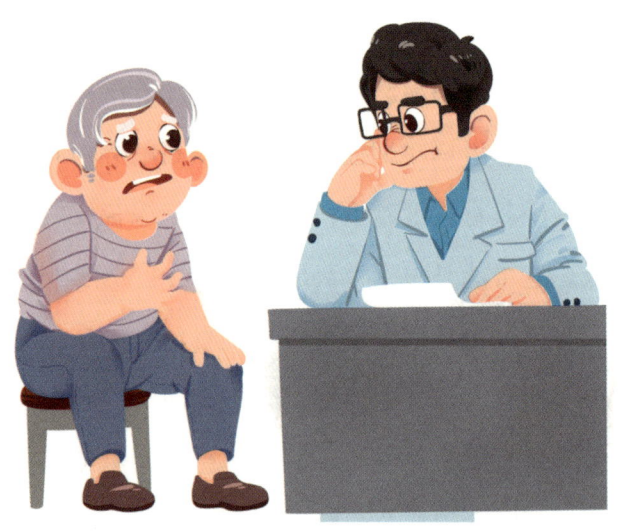

针对男性更年期综合征的研究也受到诸多限制，包括对男性更年期综合征的定义和诊断标准的不一致性，以及

症状的各异性。此外，男性更年期没有明确的生理标志点，因此其诊断和流行病学研究也更具挑战性。总之，男性更年期综合征的流行病学研究仍在不断探索发现中，有待更多的研究来进一步了解其发病率、风险因素和影响。如果读者朋友出现类似男性更年期综合征的症状，建议尽早咨询医生，进行全面评估。

（刘伟鹏）

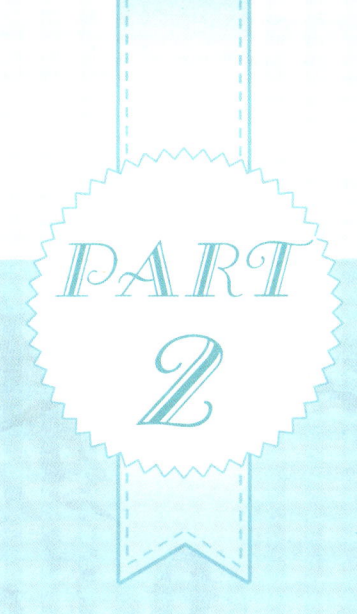

PART 2

男性更年期都有哪些表现？
——男性更年期综合征的识别与诊断

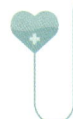

性欲减退功能差，可能就是因为它

　　人类的人均寿命已越来越长，中老年人的人口比例上升，我们国家已经进入老龄化社会，这将使更多的男性可能会经历更年期阶段。这个阶段会给他们的身体和生活带来诸多烦恼和不适，也使得中老年性医

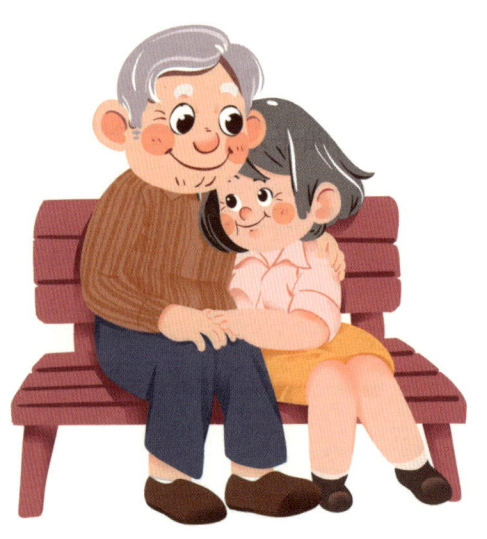

学的研究日益受到重视。的确有不少中老年人仍然有性需求，"性"绝对不是年轻人的专属。许多中老年男性对于性的需求羞于启齿，其实中老年伴侣之间的性生活是中老年人生活正常需求之一。中老年人更需要了解性生活的科学常识，这是中老年人获得健康性生活的首要条件。

和谐美满的性生活可以让人的激素分泌活跃，让人心情舒畅，产生愉快的感觉。不仅如此，和谐健康的性生活对人体的肌肤有保健作用，还能提升睡眠质量，对增进中老年夫妻的感情和促进身心健康都有重要作用。研究证明，拥有和谐性生活的中老年男性患中老年常见病的概率较低，例如神经衰弱、腰酸背痛、消化不良、失眠等。中老年人保持健康性生活的好处还有很多。

对自信心的锻炼

能够驾驭性爱的男性，尤其是中老年男性，他们驾驭其他复杂环境的自信心和能力也会得到提升。性生活让男性的情绪及性需求得到释放，让他们始终保持着敏锐的思维。

对心脏功能的锻炼

一次性生活的运动量相当于慢跑20分钟，进行适度的性生活可以改善心脏功能，使得中老年男性发生心脏疾病的危险性降低，有益于中老年男性的心脏健康。

促进睡眠

性生活后的夫妻双方，由于有较大的体力支出，容易产生疲倦感。尤其是男性的困倦感觉更加明显。性生活后的男性总是首先进入梦乡，这是由于完成性生活之后，男性身体里面促进睡眠的激素会增加，比如催乳素。这些激素会直接刺激男性的中枢神经，产生催眠的效应。另外由于男性在性生活中往往占据主导，且男性的肌肉含量比女性多，运动时会消耗身体里储存的糖原，为肌肉提供能量。当糖原降低时，也会促进睡眠。除此之外，在进行性生活时可能会导致大脑短暂性缺氧，所以也会促使男性在性生活后快速入睡。

对全身骨骼肌肉的锻炼

中老年男性无法完成较重的体育锻炼，而性生活是一种很好的锻炼方式。它是一种全身性的运动，相当于慢跑时的体力付出。适当而规律的性生活，可以让中老年男性肢体不僵硬，活动更灵便。

对皮肤的保养

性生活时高潮的到来，会使皮肤温度升高和皮肤血液循环加快。这能对皮肤内有害物质进行较好地清洗和清洁，还可以清除一些皮肤内让人老化的氧化因子等不利因素。此外，在性生活过程中彼此的拥抱、触摸和亲吻也可以刺激和活跃皮肤的代谢功能，让皮肤显得年轻和娇嫩。

促进激素的分泌

性高潮到来的时刻，也是男性分泌雄激素最活跃的时刻之一，可以进一步滋润中老年男性逐渐衰老的身心。这不仅有可能帮助男性预防生殖系统疾病，还能延缓生殖器官萎缩和老化，让中老年男性"雄风不减"。

进行性生活对中老年男性有重要意义

有些人认为性生活会对中老年人身体健康产生不良影响，或者认为中老年人已经没有能力和需要进行性生活了，不仅不支持中老年人进行性生活，还因此影响了中老年人群体的观念，甚至使得中老年人对性生活产生了抵触情绪。但是，健康适度的性生活对中老年人有重要意义。

◆坚持适度的性生活，对于中老年人保持大脑的敏感性和反应的灵敏性都有一定的好处。

◆正像身体锻炼对性生活的改善大有益处一样，性生活的良好状态也是身体健康的增强剂。性生活过程中的体力消耗和运动可以起到让全身各个系统功能锻炼的作用，可以提高抗体的水平，缓和紧张状态，还能帮助消耗热量。

◆保持适度的性生活是增进中老年夫妻感情的重要手段。

◆中老年人长期停止性生活将会造成比年轻时期更为严重的性功能障碍，并且在企图恢复性生活时将面对比青年人更大的困难。因此，中老年男性应该保持定期的性生活，而不应该在相当长的阶段内节欲。

人老性不老

进入中老年后，男性的性欲、性生活频度与阴茎的勃起硬度均不如青壮年。但是，从生理上讲，中老年男性不但应该有性的兴趣、性的需求，还应该得到全社会的理解和支持。

尽管年龄增长确实伴随着身体功能的退化，但继发性阳痿并非衰老的必然结果。即使出现，也可能是暂时的。在多数情况下，如果没有特殊的器质性原因（手术、创伤、血管病变等），不论其年龄如何，继发性阳痿对所有男性来说都是可逆的过程。当然，性能力也并非随着年龄的增长而加强。如果长期中断性生活，中老年人的性能力会发生不可逆的损害。

那么，男性的性能力究竟能够维持到多大年龄呢？实际上，人的性能力具有较大的个体差异，50～60岁的男性中就有完全停止性生活的，但有的80岁以上的男性还有较强的性能力和性欲望，甚至有报道称120岁的男性竟然也可以让女性受孕。调查发现，70岁以上的男性中接近70%仍然有性生活，80岁还有很强性能力者占37%。所以男性对性生活的需求不应受到年龄的限制。老年男性更不应该由于性观念、性兴趣和性能力方面的明显差异，去排斥适度的性生活。

健康是保障生活质量的基石。中老年人的健康不但代表身体上的无疾病，而且包括健康的心理状态。正常的性生活对中老年人的心理健康是非常有益的。在性生活中，大脑会分泌多种神经递质，例如多巴胺和内啡肽。这些物质可以提升兴奋感和愉悦感，对于维持脑健康、全身健康及防止脑老化有着重要意义。

随着社会的进步，在一定文化背景和经济条件下，人们更加向往和追求高质量的性生活，在很大程度上改变了以往对性问题的回避和忌讳态度。越来越多的中老年人开始向往如春天般美好的生活。

中老年男性性兴趣的建立基础

在现代社会里，得益于良好的教育背景和快捷的网络知识传播，人们对中老年人性生活的态度在发生着变化，逐渐由避讳、抵触转变到接受和理解。实际上，尽管中老年人存在随着衰老而出现性能力下降的必然趋势，但是人的性欲望和性功能存在着明显的个体差异，大部分中老年人仍然有不同程度的性欲望和性功能。这是有深厚的生理依据和充分的社会调查的。

性激素水平存在差异

尽管老年男性的雄激素水平随着年龄的增加而逐渐降低，但存在明显的个体差异，有些中老年男性的雄激素仍然可以维持在较高的水平。况且，性激素水平不是体现性能力的唯一因素。

对精神生活追求的愿望

在满足了物质需求后，人们开始追求精神享受，尤其是性方面的享受，中老年人也不例外。此外，全社会对中老年人的性生活也不再持有保守的态度。

家庭观念的转变

现代家庭生活的巨大变化，使得家庭已经不是以父子为轴心，而是以夫妻为轴心。这使得夫妻间的接触和独处机会增加了，也使得中老年人更加重视夫妻关系。此外，子女的独立和离家造成中老年人强烈的情感失落，也使得中老年人需要另外一种感情来排解孤独和彷徨。

生活环境和生活条件的改善

物质生活水平的提高，为中老年人进行性生活提供了一定的经济基础。例如，住房条件的改善，使得人们不用面对"四（三）世同堂"的局面，甚至连两代人也分开居住。这就让中老年夫妻有了独处的机会和条件，使性生活有了安全的空间保障。

中老年男性性生活的特点

中老年男性的性问题具有普遍性，年龄的增长和全身各个组织脏器功能的减退必然会反映在性能力上面。中老年男性的全面生理衰退，导致性敏感区的敏感性降低，引起性兴奋所需要的感觉刺激阈值也会增高。这使得中老年男性的性反应速度减慢，强度降低。只有勇敢地面对这种转变，并主动地按照中老年人的特点和规律去进行夫妻间的性活动，比如适当降低性生活的频率，减少一些费力的体位等，才能够保障中老年人的性生活愉快和身体健康。

多种能力呈现减弱趋势

随年龄的增加，性功能呈减弱的趋势，中老年男性需要更直接的身体刺激才能勃起，而且完全勃起状态下的阴茎也不如年轻时坚硬了，射精冲动也不如以往迫切了（有时甚至体会不到高潮）。睾丸有所缩小，阴囊下垂，高潮时阴囊也难以回缩。但健康状况良好的中老年男性，仍能保证性生活的和谐。要保持性健康，就必须养成规律性行为的生活方式。

性生活频率和时间需要根据中老年人的身体健康状况和"性"情趣进行调整，要顺其自然，每月进行1~2次性生活，或者至少每两个月进行1次性生活。根据自身情况进行规律且适度的性生活，对于中老年男性的性健康是很重要的。

爱抚和依恋在性生活中的作用更加重要

性爱的表现形式绝对不仅仅是性生活，有些中老年人更愿意满足思想上的契合。这也是点燃激情和维持婚姻的重要方式。亢奋的激情性接触往往会随着岁月的流逝而逐渐淡漠。很多中老年夫妻丢失了年轻时的激情与浪漫。其实，幻想、调情、幽默、温柔的凝视等多种形式的感受情感表现可以使夫妻关系更加亲密，形态上的相互吸引、心理上的相互依存、感情上的相互补充都是爱的表达，是健康性生活的重要部分。

容易遭遇性问题

随着年龄的增大，夫妻双方在生理上都会发生一些改变，增加了性生活的难度。中老年男性多因年龄的增大，机体功能趋于衰退，使作为性功能驱动因素的雄激素水平进行性下降，勃起功能发生障碍。中老年女性也会因雌激素分泌降低，阴道分泌物减少，使阴道干涩。因此，夫妻双方要进行必要的治疗，改善这种状况。中老年男性可在专科医生的指导下，适当补充雄激素，达到增强性欲望、提高性功能的效果。对于性功能明显减退的中老年男性，只要还有性的需求，就可以通过现代的医学技术，并适当配合一些具有"立竿见影"效果的药物，来恢复性生活，或提高性生活质量；中老年女性可以在专科医生的指导下，适当应用小量的雌激素来改善性欲望。中老年女性体内雌激素水平下降，还会导致阴道萎缩和阴道黏膜的抗病能力下降，所以保持一定水平的雌激素还可以增强阴道内的抗感染能力。在性生活时局部应用一些润滑剂，也能改善阴道环境，使性生活更加和谐。

选择"补药"要慎重

很多男性认为阴茎越大越粗越好，性生活的时长越久越好。这其实是错误的。中国健康成年男性的平均阴茎长度在勃起状态下为8～11cm，性生活正常的时长为3～5分钟。值得注意的是，中老年人必须正确认识自己的现实状态，不要悲观丧气，不要自怨自艾，更不要迷信和盲目服用壮阳药。虽然广告中的壮阳药都具有奇特的功效，但无一能达到医学临床效果，有些药物还含有激素成分。这些药物只能起到保健的作用，而且每种药物都有一定的适应证，适应证的范围应由专科医生来界定。所以当出现性生活力不从心的情况时，中老年男性应当以正确的态度及科学的认知向专科医生求助，从而保障自身的性健康和性安全。

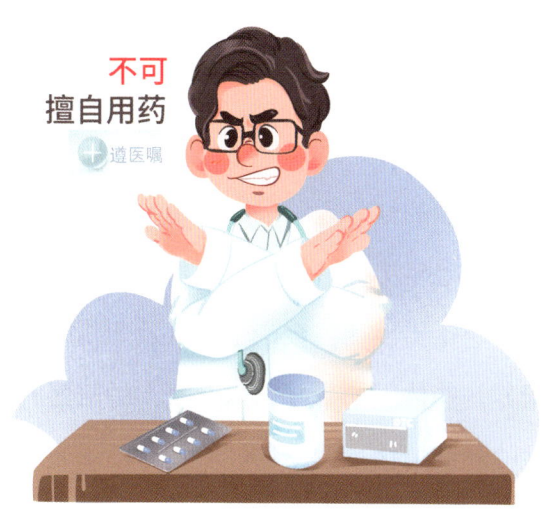

中老年男性的性生活应该有节制

中老年人的性生活偏重感情需要,是点缀晚年生活的色彩,而不是生活的主旋律,切莫本末倒置。过度的性生活也是一种伤害,中老年男性应该适当地延长性生活的间隔时间。

中老年男性不妨尝试适度的自慰

那些因老年丧偶、配偶患病等失去性生活的中老年男性,以及部分健康状态不佳(体弱多病)但没有丧失性欲望和性能力的男性,可以采用自慰的方法作为性生活的替代手段。适度的自慰能较好地维持局部的血液循环,并因此而保持性活力,维持性功能,释放紧张情绪，延缓性器官和性心理的衰老过程。当然，中老年男性也需要控制自慰频率，不要过度自慰。

保持良好的心态

中老年男性的性心理状况十分重要，特别是对于一些刚退休不久的老年男性。失去了工作上所带来的成就感和被需要感，老年男性往往会产生失落及悲伤的情绪。适当运动，培养一些休闲的爱好，以及家人的陪伴有助于缓解老年男性的不良情绪。健康的性心理有助于充分发挥性功能，而异常的性心理可能影响性功能的发挥，并间接导致性功能障碍。

老年人不适宜过性生活的情形

尽管我们鼓励老年人进行性生活，健康、和谐的性生活不仅能给老年人带来身心的愉悦，更是老年人身体健康和良好生活质量的重要标志。但这并不表明所有的老年人都适宜过性生活，也不表明老年人在任何情况下都可以进行性生活。老年人应充分关注自我，保健自我，让晚年生活丰富多彩。在下列情况下，中老年男性不应该进行性生活。

（1）刚洗完热水澡、长途旅行归来、过度疲劳、高度兴奋及过度悲伤等情况下均不宜过性生活；没有进行局部的卫生清洁也不要进行性生活，这会导致性传播疾病的发生，影响伴侣及自身的健康；酗酒后也不要同房。

（2）多种疾病急性期、重症期的患者，以及患有性传播疾病的夫妻不宜过性生活。例如，处于发作期的感冒发热、心肌梗死，以及骨科疾病（尤其是腰椎疾病）和淋病等。

（3）高血压患者出现头痛、头昏，血压在120 mm/Hg以上时，不宜过性生活。性生活时血压的波动可能会导致高血压并发症的发生。患有高血压的中老年男性应当在血压控制良好的情况下进行性生活。

（4）患有某些疾病后，应该明确身体是否能够承受性生活的负担，并应在专科医生指导下进行性生活，例如心脏病康复后，以及一些外科手术后的中老年男性。

中老年男性性功能减退的常见原因

勃起功能障碍的病因包括器质性（逐渐发生直到完全没有夜间和晨间的阴茎勃起）病因和心因性（容易突然发生，但仍然有夜间和晨间的阴茎勃起）病因。年龄增长会给中老年男性的性功能带来影响，但年龄只是原因之一，并不能将中老年男性的性功能减退完全归因于年龄因素，中老年男性的性功能还可受到多种因素的影响。

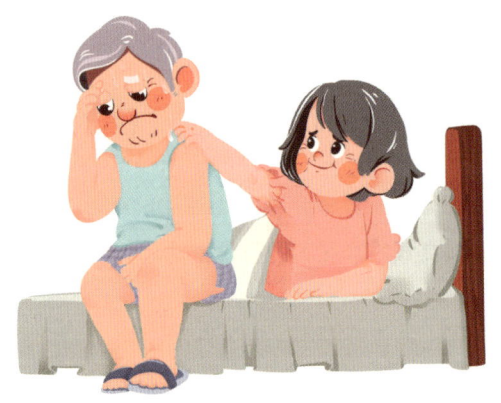

雄激素水平低下

睾酮是刺激男性性腺发育和骨骼肌肉生长的重要激素，并促使性驱动的产生。睾酮水平低下的男性可能存在勃起问题，尤其是睾酮水平严重缺乏的中老年男性。这些中老年男性往往性欲降低，无法完成正常的性生活行为。

疾病和药物的影响

中老年人各种疾病的发病率均较高，接受各种药物治疗的机会也多，因此应当注意药物对性功能的影响。特别是糖尿病、脑卒中、心血管病变等躯体疾患，以及风湿病等关节变形疾患，还有癌症等疾病在手术后引起的性功能障碍等，这些原因造成的性功能障碍也多见于老年人。

高血压以及降血压的相关药物也显著增加阳痿的发生概率，一些降压药物，如琥珀酸美托洛尔缓释片、氨氯地平片、非洛地平缓释片等，可能导致男性性欲下降；贝纳普利片、硝苯地平缓释片、氢氯噻嗪片等可能引起血清睾酮水平下降，使交感神经兴奋性降低，导致男性性功能下降。特别是β-受体阻滞类药物，如酒石酸美托洛尔片、盐酸普萘洛尔片等，会抑制神经系统的活性，降低性欲，从而影响性功能。此外，长时间使用利尿剂类降压药物，如呋塞米片等，也会导致性功能减退。肥胖、高血压、吸烟和高胆固醇等心脏疾病的易感因素也容易导致性功能障碍。

其他药物的应用也有影响性功能的可能，主要包括抗抑郁药、抗组胺药、抗过敏药、解痉挛药、镇静剂、治疗消化系统疾病的药物、治疗普通感冒和流感的药物等。

不良生活习惯和嗜好

对于多数男性来说，少量饮酒不会对性功能造成损害，但是酒精可能会增加中老年男性的性功能问题。酗酒的长期影响是比较严重的，慢性酗酒（10～15年的大量饮酒）者的组织样本研究证实，酒精滥用可以造成阴茎内神经的不可逆损伤。许多医生还将吸烟作为男性性功能障碍的主要原因之一。香烟中的尼古丁和其他有害物质可能导致海绵体中动脉的狭窄痉挛，海绵体供血不足，影响勃起功能。

心理和家庭因素

工作的压力及高强度工作所造成的疲乏等均可以影响中老年男性的性功能。中老年男性可由于配偶死亡、妻子性功能障碍以及经常不过性生活，导致继发的失用性性功能低下。另外，部分中老年男性一进入老年期，易变得顽固、啰嗦、吝啬，出现以自我为中心的性格变化，表现出男性更年期综合征症状。这样的男性难以维持正常的性关系，性功能也会因此发生障碍。

不同程度的精神障碍

轻度精神障碍所致的性功能障碍，常因精神障碍原因不明而容易被忽视。最常见的是忧郁症,因忧郁所致的性功能障碍(性欲障碍和性过程障碍)非常多,尤其是在配偶年轻或配偶性行为活跃等特殊情况下更为常见。

中老年男性性功能障碍的特点

性欲减退,对性感的事物无动于衷

性欲是由生物化学、精神心理和社会等众多因素所决定的一种主观感觉,与对性功能的认识相比,是了解得比较少的领域。普遍认为,随着年龄的增大,中老年男性出现性欲问题的概率显著增加。容易让男性出现性欲问题的情况与身体状况和生活方式有关,例如酗酒、健康状况不佳、压力过大、以往有不良的性经历等。

引起中老年男性性欲问题的各种因素中(仅次于上述各种情况)还包括与年龄相关的血清睾酮水平降低。睾酮在性欲和性驱动方面的作用比其在勃起机制上的作用更加重要。

勃起功能障碍

男性更年期综合征通常表现为勃起功能障碍、晨间阴茎勃起次数明显减少或消失、性生活次数明显减少或消失、不应期明显延长、性高潮频度和性想象能力下降。

勃起功能障碍与过量吸烟、滥用药物、肥胖、糖尿病、高胆固醇、心脏病和高血压等因素相关。现存的证据表明睾酮很难成为男性勃起功能障碍的主要原因，仅仅有7%～15%的男性勃起功能障碍的主要原因是血清睾酮水平低下，因而只有这部分勃起功能障碍患者的性功能可以通过补充雄激素获得改善。

研究发现，在诊断有心脏疾病的40岁以上的男性患者中，接近2/3表现出轻中度以上的勃起功能障碍。中老年男性勃起功能障碍的特点之一便是经常伴随着一些基础疾病，并且有相关疾病的用药史。多数药物也具有导致勃起功能障碍的可能性，例如治疗高血压的药物。酒精可能增加中老年男性的性功能问题，大量饮酒的近期效应是扩张全身血管，使得阴茎组织在勃起过程中难以有充足的血液供给，而长期（15年以上）的大量酗酒可以造成阴茎内神经的不可逆损害。但对于多数男性来说，少量的酒精不太可能损害性功能。吸烟也是导致中老年男性性功能障碍的重要原因。

（三）射精障碍及其他方面的性问题

射精障碍以早泄比较常见，除此之外还有射精无力、干性射精、精液量减少、射精动作缺乏和逆行射精等。

我今年46岁，在40岁之前，我进行性生活时从未服用过药物。但随着年龄增大，我发现自己的阴茎勃起硬度不够，性生活时间缩短，需要服用他达拉非等药物来达到满意的性生活。请问我的情况是由年龄导致的，还是由疾病导致的？

随着年龄的增长，男性性功能都会出现一定程度的减退，这是人体功能衰退引起的自然现象。但如果发现性功能明显减退，男性应该到正规医院就诊。中老年男性发生勃起功能障碍的常见原因如下：

激素水平下降：随着年龄的增长，男性体内的睾酮水平可能会逐渐下降，导致性欲减退。

心血管问题：高血压、高胆固醇和其他心血管问题可能会影响血液流动，进而影响性功能。

糖尿病：糖尿病可能导致神经和血管的损伤，影响性功能。

药物副作用：一些药物，尤其是抗抑郁药、抗高血压药和抗过敏药，可能对性欲产生负面影响。

生活方式因素：不健康的生活方式，如缺乏运动、不良的饮食习惯、吸烟和酗酒等，可能导致性功能问题。

心理因素：压力、焦虑、抑郁和其他心理健康问题都可能对性功能产生负面影响。

关系问题：平时生活中的各类关系问题，如沟通不畅、冲突或争吵，也可能导致性欲减退。

身体疾病和手术：一些慢性疾病或手术可能对性功能产生负面影响。

性教育不足：对性的误解或缺乏性教育可能导致性欲减退。

性欲减退通常是多因素相互作用的结果。如果中老年男性对性欲减退感到困扰，建议咨询医生，以便进行详细的评估和处理。医生可以根据具体情况制订相应的治疗计划，可能涉及生活方式改变、药物治疗或心理支持。

如果患者病因明确，则治疗上应首先处理原发病因；如果治疗后勃起功能仍无好转，或检查后没有发现明确病因，患者可以服用西地那非、他达拉非等药物进行治疗。西地那非等药物是治疗勃起功能障碍的一线药物，不良反应较小，也不会让服用者产生药物依赖。西地那非等药物不仅有利于阴茎勃起，辅助男性完成满意的性生活，还有利于增强男性的自信心，改善其精神状态。

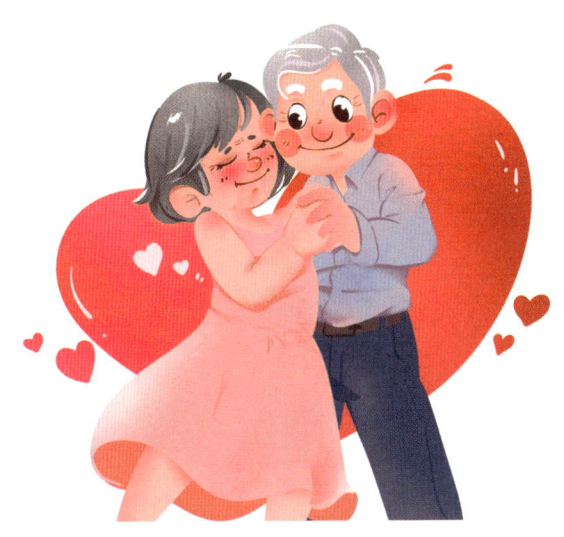

当然，勃起功能的改善不能仅依靠药物。首先，中老年男性要正确认识勃起功能减退是年龄增长的正常现象，身体不可能永远保持年轻的状态；其次，中老年男性要量力而行，根据自身状况决定性生活的频率；最后，中老年男性要注意养成良好的生活习惯，加强锻炼，合理膳食，改善全身的健康状态。

（江昊鑫）

失眠抑郁记性差，情绪低落易激惹

　　情绪改变是男性更年期的重要特征，其表现常类似于神经衰弱，如失眠或嗜睡、多梦、头晕眼花、思想不集中、情绪不稳定（容易暴躁、激动、抑郁、焦虑或无原因的恐惧）、做事力不从心、自信心下降、缺乏生活动力、近期记忆力减退等，因而容易被误诊为精神疾病。研究发现，男性的体能减退、精神状态变差、活动下降均与衰老有关，并伴随心血管问题、骨骼肌问题的增加，以及健康满意度的降低和抑郁评分的增高。目前认为精神心理因素是中老年男性产生更年期综合征临床症状的重要影响因素。

脑力下降，近期记忆力减退，认知功能损害

　　研究发现，年龄相关的血清睾酮水平降低可造成记忆力和学习能力损害。血清睾酮水平与认知功能紧

密相关，尤其体现在空间认知能力（空间的注意力、
视觉观察力、物体鉴别和视觉记忆力）改变与血清睾
酮之间的关系，但是血清睾酮水平高或低的男性均可
能出现认知能力的降低。总体来讲，血清睾酮水平与
认知能力之间存在"U型"关系，即低于正常生理水
平和高于正常生理水平的血清睾酮水平与认知表现不
良有关。因此，最佳的认知表现可能出现在血清睾酮
水平在正常范围内的男性身上。可见正常的血清睾酮
水平对于中老年男性来说至关重要。

　　中老年男性常出现糖皮质激素水平升高。研究表
明，糖皮质激素水平升高可导致大鼠海马回功能障
碍，并与个体的空间识别缺陷有关。海马回也存在于
人类大脑中，人们的学习和记忆能力依赖于海马回的
正常功能。因此，机体的糖皮质激素水平过高可能导
致人类海马回功能损害，从而影响人们的学习和记忆
功能。

自我感觉不佳，注意力难以集中，缺乏自信心

　　通常认为，不寻常的焦虑、烦躁、易怒、紧张、
情绪波动大以及抑郁等不佳状态属于年龄老化相关的
精神心理性症状。男性更年期综合征患者常感受到正

在失去生命中重要的东西，他们顾虑很多，孤立无助，不能控制自己的情绪，感觉到男性气概越来越少，对许多事情都产生疑虑或力不从心，没有了自信心（缺乏主见），失去了生活目标。在不知道自身到底发生了什么以及不知道该怎样做出调整的情况下，他们通常会持逃避的态度，进而加重了孤独感。也有人选择以发泄的方式来摆脱以往的生活模式。

抑郁及其他情绪障碍

数据表明，男性更年期综合征患者常表现出焦虑、烦躁易怒、抑郁和无原因的恐惧等症状。目前普遍认为睾酮缺乏对男性情绪具有明显的不良影响。抑郁症是中老年常见疾病，可以给中老年男性带来严重的负面影响。

处在更年期阶段的男性常常容易忽视或否认内心深处的悲伤，但是他们比想象中的自己要脆弱得多，因各种各样的情况（失业、性能力减退、患病等）造成的抑郁与情绪障碍是非常普遍的，他们的行为举止非常明显地受到情绪波动的影响，并很容易冲动。心情不佳、脾气烦躁、易怒、精力不集中、嗜睡、对生活中的事提不起兴趣、体重大幅度波动（减轻或增加）等是男性更年期的早期信号。任何微不足道的事情都可能让男性感觉到情绪不佳，而遭受抑郁影响的更年期男性往往没有意识到这一点，并且会忽视自己的心理健康。最常见且容易让男性产生抑郁情绪的问题是性功能减退，性欲和勃起功能减退与抑郁有着密切的关系，一个性生活失败的男性很可能变得抑郁不堪，而抑郁又很可能加重男性性功能问题。两者仿佛是一套组合拳，重击着更年期男性的自信心。许多更年期男性存在不同程度的焦虑心理，有些人表现为慢性焦虑，有些人可能出现行为焦虑，但多数人的焦虑产生与工作压力有关。

研究发现，中年男性轻生的风险显著增加，65岁以上中老年男性轻生的风险更高，曾经有抑郁病史患者的轻生风险是一般人的7倍。许多患有抑郁症的男性，尤其是55

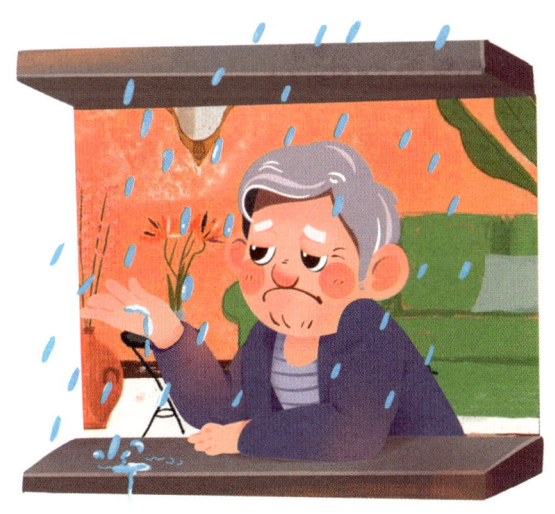

岁以上的男性，在真的决定要轻生之前很少会说出自己的念头，所以很少有人能够真正了解他们的感受。隐藏在抑郁、烦躁、易怒等情绪背后的是男性的担心和恐惧，他们担心丧失自己的体力、精力、竞争力、性能力等。越是有能力的男性，在能力消失的时候，他们的脾气会越坏，更加容易产生厌世的想法。

男性的抑郁情绪发生率似乎随着年龄的增长而上升，更年期男性的抑郁症状非常普遍，但男性常常否认自己患有抑郁症，他们往往忽略自己的心理问题，把抑郁狭隘地理解成情绪上的伤心、生理上的哭泣，出现厌世和轻生的想法时，将引起问题的原因归为外部因素和其他任何人，因而表露抑郁的方式往往是责备他人。这些男性缺乏抒发和释放情绪的方式，且不知道如何缓解心理压力。

抑郁是更年期男性出现较多的症状，但是更年期男性的抑郁症状往往难以被确认，主要原因如下：

> 1.更年期男性的抑郁症状明显不同于我们知识中抑郁症的典型症状。他们的抑郁症状往往来势凶猛，这是长期的心理折磨导致的。

2.男子汉的自尊心让部分男性否认
自己存在抑郁问题。

3.男性否认自己有性功能问题，而且不
清楚性功能问题与抑郁的紧密关系。

4.一些家庭成员、医生、精神健康专家不熟悉男性
更年期抑郁症状的特点，导致没有给予正确的引导。

孤独，缺乏生活动力，对以往喜欢的事情丧失兴趣

更年期男性的感情非常脆弱，常常会产生孤独感。由
于自身的健康状况不佳以及对周围人的言谈举止过于敏
感，他们感觉到的总是被批评、不被重视和没有人关心。
即使在日常的生活和工作场合中，他们也过于敏感，常常
感觉到缺少爱和尊重。随着年龄的增长，一部分男性对自
己的事业感到力不从心，会逃避甚至放弃事业。

案例介绍

　　我是一名中年男性，从事IT行业，上班后工作环境一直没有改变，近期工作强度也没什么变化，身体尚健朗，但最近一两年我明显感觉体能变差，心情容易烦躁，性功能减退，经常出现健忘等情况。有人说我可能患有男性更年期综合征，是性激素水平降低造成的上述情况。请问我该怎么办？

　　这并不是一个正常现象，而是男性迟发性性腺功能减退症（又称男性更年期综合征）的预警信号。当男性到中年时，出现勃起功能障碍、易疲劳、认知功能和记忆力下降、烦躁等问题，可能是迟发性性腺功能减退症。

　　出现男性更年期综合征的主要原因是随着年龄的增长，男性体内主要的雄激素（即睾酮）的含量缓慢减少。研究表明，雄激素可以通过中枢神经系统调节性欲。在一定范围内，血清睾酮水平越高，男性产生性欲的能力越强。雄激素还可以通过调节雄激素受体，影响阴茎勃起相关酶类的表达，同时对海绵体结构产生影响，参与调控阴茎勃起。

　　认知功能包括感知觉、记忆、注意、语言、思维、意识、情感、结构运用及高级执行能力、定向力和自知力等。研究表明，睾酮水平与认知功能密切相关。人体大脑中的不同部位都有雄激素受体分布。大量研究表明，在中老年男性中，游离睾酮的水平与视觉记忆、语言记忆、视觉空间能力成正比，即游离睾酮水平较高者，其视觉记忆、语言记忆、视觉空间能力更高。

男性更年期综合征是中年男性随着年龄的增长，男性体内的睾酮水平逐渐降低，导致性腺功能减退，而出现的一系列症候群，其中认知功能减退是重要的症状之一。而补充睾酮后，患者的认知功能显著提高。还有研究发现，

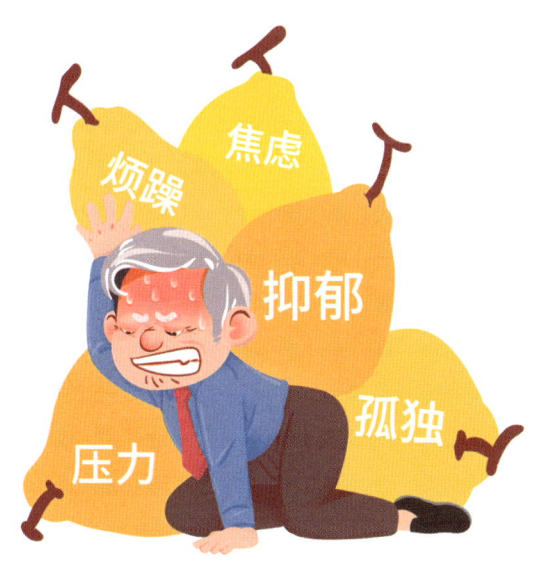

睾酮缺乏可能增加阿尔茨海默病的发生率，睾酮补充治疗可改善患者的总体生活质量。睾酮还与精神心理密切相关，睾酮水平与情绪控制能力呈正相关，生物活性睾酮水平低下者易患抑郁症。此外，睾酮水平还与男性的精力有关。男性更年期综合征患者容易出现抑郁、情绪低落、精力低下、疲倦、乏力、失眠等表现，得到雄激素补充治疗后，患者的精力不足和情绪不佳均会有明显改善。

针对此类情况，患者可以到正规医院的泌尿外科或男科进行诊治，同时进行自我放松或适当的体育活动来改善心情。

（江昊鑫）

骨质疏松？可能是补钙还不够

骨折和年龄相关

男性在30岁左右时，骨量达到峰值，这个时期的男性身体健壮、精力旺盛。在经历一段骨量相对恒定的时期后，随着年龄再增加，中老年男性骨量也会逐渐降低，并且易于发生骨折。骨质疏松是一种以全身系统性骨量减少、骨组织结构退化为特点的老年常见病，主要表现为骨小梁数目减少和骨小梁结构变得细薄，最终导致骨强度降低、骨骼脆性增加、骨关节疼痛和易骨折的全身性症状。

老年男性与女性之间骨折的差异

随着男性平均寿命的延长，男性的骨质疏松性骨折已经成为越来越普遍的问题，发病高峰在65岁以后。但与女性更年期骨质重建方式变化不同的是，女性以骨吸收增强为主，而男性以骨形成减少为主，表现为进行性的骨密度降低，微创性的骨折机会增加，尤其是微创性的骨盆骨折和髋关节骨折会导致严重的后果和后遗症。

老年男性骨折的原因

老年男性骨盆骨折的根本原因是骨的矿物质密度降低（也称为骨质疏松），老年男性的骨质疏松和肌肉含量减少被认为与睾酮缺乏部分相关。由于老年男性的体内睾酮水平降低呈现缓慢发展趋势，故而其骨质疏松的发生多较隐匿、症状不典型，容易延误诊断，往往直到显性骨折才被重视。此外，部分老年人饮食不规律导致营养不良，或活动量减少，缺乏锻炼，加重骨质流失，一些患有基础疾

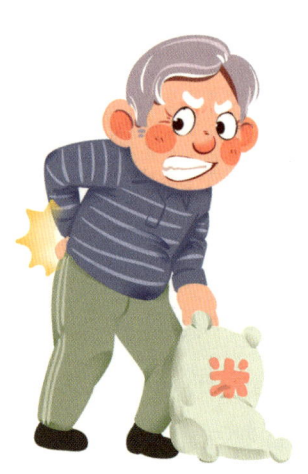

病的老年人身体平衡性差引起摔倒。这些都是老年男性骨折的原因。

性腺功能需重视

与女性相同，老年男性随着年龄的增加，骨盆骨折的发生率明显提升，而大约20%的骨盆骨折的老年男性在6个月内死亡，只有40%可以恢复到骨折前的功能水平。研究结果表明，近半数的骨盆骨折的老年患者存在性腺功能低下。国外研究发现，在家庭内护理的骨盆骨折病史的患者中，有半数以上出现性腺功能低下。这个研究结果也被其他学者不断证实，并因此揭示，早期诊断和治疗老年男性的性腺功能低下可以预防骨盆骨折的发生。

其他

睾酮可以刺激肌肉细胞的蛋白质合成，使其活跃，从而促进肌肉生长。骨质疏松和低睾酮水平可能导致肌肉质量流失，使体力活动更加困难。

男性更年期综合征的症状和骨质疏松之间可能存在相互关系，因为睾酮水平的下降可能与骨质疏松的风险增加有关。此外，骨质疏松与年龄、遗传因素、生活方式和营养缺乏等因素也有关。对于男性更年期综合征合并骨质疏松的治疗，综合考虑这两个方面的症状和风险是至关重要的。治疗可能包括药物治疗（比如补充钙和维生素D等）、改变生活方式、睾酮替代疗法和骨密度监测。如果认为可能有这些症状，建议咨询医生，以获取专业的评估和治疗建议。

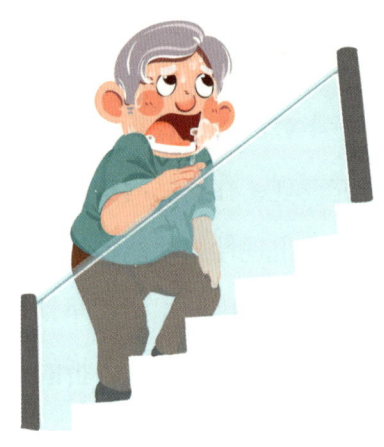

案例介绍

我今年50岁，患有骨质疏松，最近6个月出现性欲减退、勃起功能下降，白天也无精打采，精神状态比较差，询问医生才知道自己可能患有男性迟发性性腺功能减退症。请问这种情况应该如何治疗？

根据本例患者目前的情况来看，主要是由于睾酮缺乏引起男性迟发性性腺功能减退症。

　　睾酮可以促进人体长骨增长、软骨细胞成熟和骨化、骨膜形成、骨钙沉积，在骨骼的生长发育中有重要作用。随着年龄的增长，男性的性腺功能下降，发生骨质疏松和骨折的概率增加。

　　因此，本例患者可服用睾酮制剂治疗男性迟发性性腺功能减退症，补充的睾酮也对骨质疏松有部分治疗作用。但骨质疏松的发病原因有很多，雄激素缺乏只是其中一个因素，其他病因还包括药物作用、肿瘤、甲状腺功能亢进症、原发性甲状旁腺功能亢进症等。因此，针对骨质疏松，建议患者到医院的相关科室就诊，找到原发病因，进行针对性治疗。

　　此外，生活方式的调节也很重要。建议本例患者平时应保持适度的运动，但禁止剧烈或过度运动，防止摔跤。同时，本例患者应注意合理膳食，适当进食钙和磷含量高、维生素D丰富的食物，如鱼、虾、牛奶等。

（江昊鑫）

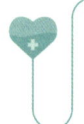

更年期和将军肚的"爱恨纠缠"

脂肪堆积产生的"将军肚"——肥胖

更年期男性易出现我们所说的"将军肚",也有人称其为"啤酒肚"。"将军肚"让无数男性又恨又愁,其实质上是脂肪在躯干和内脏积累引起的肥胖。大部分"将军肚"型肥胖表现为胸部、腹部皮下脂肪厚,腹部增大,站立时腹部前凸于胸部平面,肚脐深且凹陷。有些男性甚至出现乳房增大的现象。

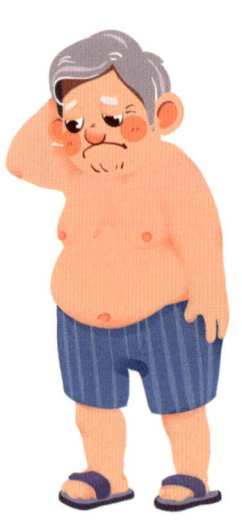

"将军肚"出现的原因

更年期男性"将军肚"的出现是由多个因素引起的。从年龄上来说，中老年男性的精力下降，缺乏锻炼，使得多余的热量无法消耗而形成脂肪，沉积于腹部。从机体能量代谢方面分析，"将军肚"的出现主要是因为能量代谢失衡。随着年龄的增长，人体的新陈代谢会逐渐降低，若是每日摄入的热量超过正常每日消耗量，多余的部分热量以肌糖原的形式储存在肝细胞和肌细胞中，其余的热量则几乎全部会转化为脂肪，并储存在脂肪细胞中。如果经常性摄入大量的脂肪和糖类物质，则会使脂肪的合成加快，而脂肪优先堆积在腹部，尤其是在内脏中，这就是中老年男性容易出现"将军肚"的原因。

此外，体内的激素水平也会影响"将军肚"的出现，有研究报道，肥胖与性腺功能逐渐减退是相互作用的。更年期男性性腺功能减退导致体内雄激素（睾酮）下降，而雄激素（睾酮）下降又影响脂质代谢。部分中老年男性躯体细胞对胰岛素的敏感性下降（胰岛素抵抗），导致血糖难以有效进入细胞供能。这会诱导机体通过增加饮食和脂肪合成来维持身体功能，久而久之，导致肥胖和"将军肚"的出现。胰岛素抵抗还会导致体内胰岛素水平升高，这不仅影响体重增加，还会导致脂肪重新分布。由于不同部位细胞对胰岛素的敏感性不同，使脂肪易于腹部堆积。总之，体内多种激素的代谢异常会导致脂肪代谢紊乱，尤其是甘油三酯的合成和分解。

随着体脂所占比例的增加，大量脂肪堆积在体内，体重增加，肥胖者活动所消耗的氧气量增多，他们活动后容易感到疲惫，而且由于大量脂肪堆积在腹部，腹壁增厚，腹内脏器脂肪堆积，其横膈抬高，容易出现换气困难，稍微运动便气促乏力。这些因素导致肥胖者不喜运动，摄入过多的热量无法消耗，最终合成脂肪并储存在机体中，"将军肚"便越来越大，身体素质也越来越差。

对身体脂肪堆积引起的肥胖的评估和体脂测量方法

身体质量指数（BMI）：BMI=体重（kg）/身高^2（m^2），单位为kg/m^2。中华人民共和国国家卫生健康委员会医政司：《肥胖症诊疗指南》（2024年版），建议BMI低于18.5 kg/m^{2}为低体重状态，达到18.5 kg/m^{2}且低于24 kg/m^{2}为正常体重，达到24 kg/m^{2}且低于28 kg/m^{2}为超重，达到或超过28 kg/m^{2}为肥胖症。

腰围与腰臀比：腰臀比为以脐为标志的腰腹围长度与以髂前上棘连线为标志的臀部围长（以厘米为单位）之比，可以反映腹型肥胖，男性腰臀比不小于0.85为肥胖。腰围主要反映的是腹部脂肪堆积量，腹部脂肪常常包含一定程度的内脏脂肪。不同地区和种族的人体质与肥胖会有差异，世界卫生组织建议亚太地区男性腰围超过90cm定义为肥胖，中国肥胖问题工作组建议我国男性腰围不低于85cm可以定义为肥胖。

身高推算法：男性理想体重（kg）=身高（cm）−105。在排除水肿及肌肉过度发达者后，如果实际体重超过理想体重20%，可以考虑为肥胖。该方法目前常用于评估理想体重及计算热量摄入，指导制订营养治疗方案。

脂肪堆积所引起的危害

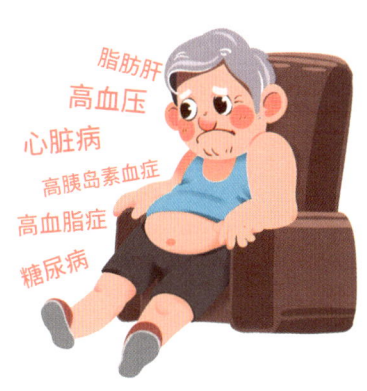

脂肪肝
高血压
心脏病
高胰岛素血症
高血脂症
糖尿病

糖尿病：肥胖者常见的临床指标就是糖代谢异常，体重过度增加后会发生胰岛素抵抗。这是由于体重增加以后，脂肪含量增加，胰岛功能相应减退，胰岛素降糖能力下降，身体为了代偿这种能力的下降就会多分泌胰岛素，当身体的代偿功能不足以弥补胰岛素功能下降的时候就会出现血糖异常，在早期是糖耐量低下，进一步发展会成为2型糖尿病。因此胰岛过度代偿的状态持续时间越久，患糖尿病的概率就越大。

高血压：肥胖的人患高血压的概率比普通人高。高血压与肥胖密切相关，许多高血压患者都是超重者或者肥胖者。 如果体重超过标准水平，甚至已经到了肥胖程度，定期检测血压是非常有必要的。

高血脂：中年腹型肥胖者比一般人更容易出现高胆固醇血症、高甘油三酯血症、低密度脂蛋白和极低密度脂蛋白异常升高，同时对身体心血管系统具有保护作用的高密度脂蛋白也降低。这与其体内脂肪多、进食脂肪多以及血脂清除问题等密切相关。

心血管病变：在血液循环中，心脏不停地收缩和舒张，以维持血液的循环流动。而肥胖者的血液中储存过多的脂肪，使得血液总量增加，血液黏稠度也相应增加，心脏必须增加收缩力度，才能完成血液的有效循环。长期的心脏负荷过重就会造成渐进性的心功能损害，当心脏不堪重负而无法有效泵血时，血液就会积聚在心血管系统中，导致心力衰竭。此外，肥胖者发生心绞痛和猝死的概率比一般人提高了许多倍。血液脂肪浓度过高，还会加速血管粥样病变，引发冠心病、缺血性心脏病等重大疾病。

脑血管病变：肥胖人群易患糖尿病、高血脂、高尿酸和高血压，而有这些疾病的肥胖者的脑血管更容易出现问题，如脑动脉粥样硬化。中年肥胖者的大脑血管变得又硬又脆，可能会因体内血压高而发生破裂，引发极度危险的脑出血，危及生命。此外，肥胖者血液中的组织纤溶酶原激活抑制因子也比一般人多，这种抑制因子会导致血栓，血栓一旦生成就很难溶解，所以肥胖者也容易发生脑血栓，造成脑梗死。

脂肪肝：肥胖者当中，近一半的人都患有脂肪肝。肝脏是合成甘油三酯的场所，但是肝脏内部却没有多少空间来储存它。肥胖者的甘油三酯合成与转运之间的平衡发生了失调，即饮食中摄入的脂肪酸过多，肝脏合成的甘油三酯也多，导致大量的甘油三酯堆积在肝脏内，形成脂肪肝。脂肪肝特别是重症肥胖合并的重度脂肪肝会致肝纤维化、肝硬化，最终导致肝功能衰竭。

胆结石：肥胖人群体内脂肪过剩，致使血液中的胆固醇含量也较高，胆汁中的胆固醇呈过饱和状态，从而形成胆结石。此外，肥胖人群体内过高的雌激素会增加胆结石的风险。有研究提出，雌激素通过增加肝脏分泌胆固醇，从而增加胆汁中胆固醇饱和度，使得胆固醇、胆结石的风险升高。

睡眠呼吸暂停综合征：肥胖者胸壁与腹腔脂肪厚，气道狭窄，造成肥胖者打鼾的比例也很高。这不仅影响睡眠质量，还容易并发睡眠呼吸暂停综合征。内脏脂肪增多，肺的扩张也受到影响，导致肺容量下降，肺活量减少，从而影响肺部正常换气的功能。长期的低氧、二氧化碳潴留易导致睡眠中猝死。

骨关节炎：肥胖者体重过重，骨关节所需承受的重量比较大，尤其是脊椎和下肢的负担过大，很容易导致骨关节损伤、变形及异常老化。所以肥胖者容易患骨关节炎，且主要发生在膝关节和髋关节。

生殖系统：中年肥胖男性常有雄激素水平减低、性功能下降、乳房异常发育或增生等情况。

癌症：流行病调查结果显示，中年肥胖男性易患前列腺癌,且肥胖程度越高,患结直肠癌的概率也越高。

总之,肥胖会给更年期男性带来多种并发症。更年期男性在轻度肥胖,甚至体重超重时就要注意改善生活规律,调节饮食,防止摄入过多能量导致体重增加。

乳房异常发育

更年期男性乳房异常发育可以分为真性男性乳房发育与假性男性乳房发育。真性男性乳房发育是指乳腺组织发达,脂肪分布在乳腺组织下,从而形成女性乳房形状,假性男性乳房发育症是指胸内脂肪过度堆积,如同身体脂肪组织较多的部位一样,触摸胸部有软绵绵的触感。假性男性乳房发育症概率较真性男性乳房发育症高。

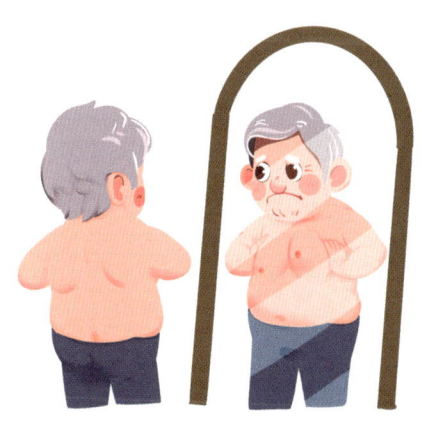

更年期男性乳房异常发育主要为单侧或双侧乳房增大，乳管增生和囊状扩张，以及纤维、脂肪组织增生，还表现为乳晕隆起，在乳房中心可触及如圆形的乳腺组织。部分人群可有胀痛、压痛及乳头溢液。更年期男性乳房异常发育主要是各种原因导致体内雌激素水平相对或绝对增高，乳腺上皮细胞受过多的雌激素刺激所致。

处在更年期的男性体内雌激素增高的原因主要有两方面。一方面是由于衰老与个体肥胖，芳香化酶是雌激素生物合成酶，其主要作用是调节雌激素的分泌与合成。芳香化酶的催化反应主要发生在外周脂肪组织中，而芳香化酶又可以催化睾酮转变为雌激素。这也是男性体内雌激素的主要来源，随着年龄增大，芳香化酶的活性逐渐增强，芳香化酶活性增强会导致更年期男性雌激素生成增多，患乳房发育症的概率增加。另一方面是更年期男性性腺功能下降，体内雄激素下降，雌激素与雄激素的比例失调，导致乳房发育。随着年龄的增大，男性睾丸分泌睾酮的能力下降，使得雌激素与雄激素的比例升高，刺激身体产生性激素结合球蛋白。性激素结合球蛋白是一种与人体内游离激素结合的活性蛋白，与雄激素的亲和力远比雌激素大，使得血液中有生物活性的游离雌激素和雄激素被结合后失去生物学效应，有活性的雌激素在血浆占比例增加而促进乳腺发育。雌激素的绝对或相对增加导致雄激素对乳腺增生的抑制能力下降，使更年期男性乳腺发育，甚至部分患者有乳腺包块的产生。

更年期是各种慢性疾病和肿瘤高发的年龄段，一些慢性疾病或内分泌肿瘤也会导致男性乳房异常发育。此外，有些药物也会增加乳腺组织对雌激素的敏感性，导致乳房异常发育。洋地黄、苯妥英钠具有增强雌激素的作用；促性腺激素、氯米芬能促进睾丸分泌雌激素；酮康唑和烷化剂能抑制睾酮的合成；螺内酯、雷尼替丁可以抑制雄激素与受体结合；西咪替丁、奥美拉唑也有抗雄激素作用，大剂量应用可并发乳房异常发育；白消安可以损害睾丸间质细胞，导致雄激素分泌减少；异烟肼、乙胺丁醇能改变雄激素芳香化，引起乳房异常发育；ACEI抑制剂、地尔硫䓬也可引起乳房异常发育，但机制不明。可见，许多药物会影响男性的乳房异常发育，患者在就医时应当遵循专业医生的建议，尽量规避药物不良反应。

男性乳房异常发育在组织学上主要表现为乳腺导管增生和导管周围结缔组织增加。临床特征是单侧或双侧乳晕下可触及发育肥大实心圆盘状肿块，此为发育的乳腺组织。乳房异常发育的男性进行乳房检查时，可触及弹性的或坚实的盘状组织，但需要排除脂肪瘤或其他肿瘤情况。男性乳房异常发育需要与因脂肪堆积引起的假性乳房发育相互区别，假性乳房发育时，乳房松软而有弹性，无法触及坚韧的腺体。

乳房异常发育的部分男性发现有乳头血性溢液、乳头炎症经久不愈、乳房内触及不规则痛性包块现象时，应怀疑乳腺癌，需进行乳腺影像学检查、肿块针吸细胞学检查，明确乳房病变性质。

生理性乳房发育一般能自行消退，无须治疗；因服用药物引起的，在停药后即可消失；肿瘤引起的乳房异常发育症，应积极治疗原发肿瘤。部分中年男性乳房异常发育是雄激素缺乏或雌激素升高引起的，可以使用雄激素补充治疗，但需要注意雄激素能在体内转化为雌激素，从而导致治疗失败。

对于怀疑恶性变的乳腺组织，应听从正规医生建议，决定治疗方式。

假性乳房发育由于脂肪沉积在胸部而产生，可以通过减肥或手术吸除乳房内脂肪。

案例介绍

我今年62岁，平时身体尚健朗，但最近我的双侧乳房变大，去医院做彩超检查后发现腺体组织和脂肪组织增生。请问这种情况是什么原因导致的?

中老年男性出现的乳房异常发育的现象通常被称为"男性乳腺发育"或"男性乳房增大"。这可能是由于多种原因引起的，包括生理和病理因素。在正常情况下，男性体内雄激素占主要地位，女性体内雌激素占主要地位。雌激素有刺激乳腺发育的作用，而雄激素则没有这样的作用。因此，男性一般不会出现乳腺异常增生或发育。但是，当疾病导致雄激素和雌激素的比例失衡时，男性就可能出现乳腺异常发育。

中老年男性乳腺异常发育通常是一种良性的情况，但仍然建议对这一症状进行评估和确诊。如果中老年男性出现乳房异常发育或任何其他健康问题，建议咨询医生，以获取专业的建议和进一步的评估。医生可能会进行体格检查、激素检测和其他必要的检查，以确定原因并制订相应的治疗方案。

（杨海浪）

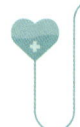
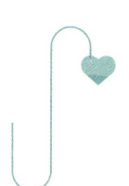

更年期与糖尿病关系匪浅

　　更年期男性不仅具有之前提到的各种症状，部分更年期男性由于体型肥胖、年龄和不良生活习惯等因素甚至容易患上糖尿病。大量研究表明，血清睾酮水平低下与2型糖尿病的发病有关。

　　糖尿病的发病机制具有两个基本特征：胰岛素抵抗和胰岛素分泌不足。胰岛素抵抗，也就是指机体对胰岛素的敏感度降低。在长期的生活中，由于不利环境因素的影响或疾病本身的进展，胰岛素抵抗加重。为了弥补胰岛素抵抗造成的胰岛素作用减弱和防止高血糖的发生，胰腺中的胰岛B细胞代偿性分泌大量胰岛素，导致高胰岛素血症。在这个过程中，胰岛B细胞会增殖和凋亡，但凋亡更严重。长此以往，胰岛B细胞逐渐被破坏和减少，当胰岛B细胞分泌能力不足以代偿胰岛素抵抗时,就会出现糖代谢紊乱,首先出现的是餐后血糖升高症状。当胰岛素抵抗进一步加重,胰岛B细胞因为长期代偿而过度衰竭时,血糖进一步升高,最终导致糖尿病。然而,糖尿病的可怕远不止于此,当发生糖尿病时,血液内过高的血糖会反过来抑制胰岛B细胞分泌胰岛素,形成胰岛素分泌与作用间的恶性循环。

更年期男性属于糖尿病高发人群,因为长期的不健康的生活方式,如长期摄入大量高能量食物且运动较少。另外,环境污染、遗传、年龄都是糖尿病的诱发因素。大量研究表明,血清睾酮水平低下与2型糖

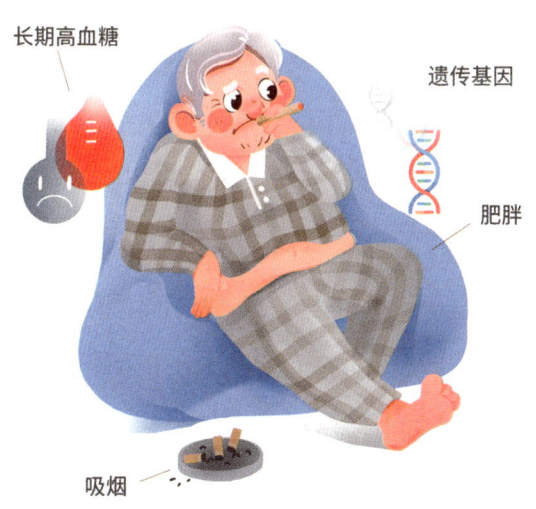

长期高血糖

遗传基因

肥胖

吸烟

尿病的发病有关。游离睾酮的下降会导致未来发生糖尿病的风险增加。血清睾酮缺乏会引起胰岛素抵抗，还会使机体对胰岛素的敏感性降低。这样一来，患者的身体就会代偿性地分泌过多的胰岛素，从而产生高胰岛素血症，进而影响体内的血糖水平。当糖尿病患者体内的血糖波动显著时，会刺激人体氧化应激反应，从而产生大量氧自由基。这些氧自由基会在体内堆积并破坏睾丸组织，干扰睾酮的合成和分泌，减少间质细胞和生精细胞的数量，进而导致睾酮分泌下降。

糖尿病的表现

糖尿病的典型症状是多饮、多食、多尿、烦渴和异常的体重减轻。在多数情况下，早期糖尿病症状较轻甚至无症状，所以常常被人忽视，耽误了最佳的治疗时机。除了典型症状外，糖尿病患者还可能会有容易饥饿、视力减退、肢端麻木、容易感到疲惫、频繁尿路感染、皮肤瘙痒及高血糖危象等症状。随着人们健康意识的提高，定期体检的人增加，糖尿病的早期诊断比例在逐步升高。

糖尿病影响心血管系统时，可有非特异性心悸、气

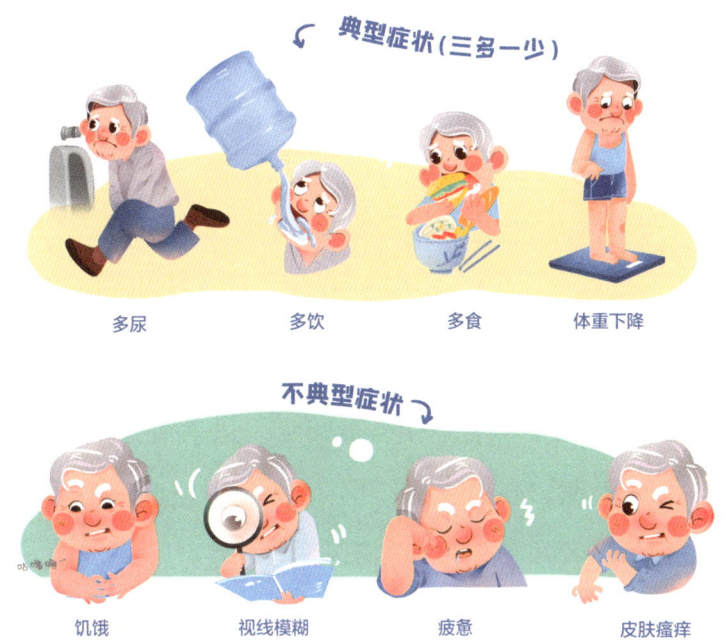

典型症状（三多一少）

多尿　　　　多饮　　　　多食　　　　体重下降

不典型症状

饥饿　　　　视线模糊　　　　疲惫　　　　皮肤瘙痒

促、心律不齐、心前区不适等表现。无并发症患者消化系统活跃，会出现食欲亢进和易饥饿，进食量增多，体重反而下降的情况。病情严重者反而食欲减退，且出现呕吐、腹胀。糖尿病患者早期因为尿频导致多饮，夜尿增多。合并患有前列腺肥大的男性会出现尿频、尿急与排尿中断的情况。并发感染时，出现脓尿、脓血尿，且因脓尿刺激会伴有尿急、尿痛。此外，男性勃起功能障碍和性欲减退也比较多见。糖尿病患者也会伴有精神及心理方面的改变，多数人伴有忧虑、急躁、情绪不稳或抑郁；有的患者因心理压力重，对生活和工作失去信心，还有一些患者会失眠、多梦，睡眠质量低下。

糖尿病同时合并男性更年期综合征的治疗

糖尿病的治疗讲究早期、长期、综合和措施个体化，治疗糖尿病需要综合运用营养治疗、运动治疗、药物治疗、血糖监测、心理治疗。当然，为了更好地控制血糖，还是建议患者到专业的内分泌医生处就诊。

营养治疗：营养治疗是为了使糖尿病患者的代谢达到正常状态所必须进行的治疗。此项治疗主要有5个目标，分别是维持合理的体重，提供营养均衡的膳食，达到并维持理想的血糖水平，减少心血管病的危险因素以及降低胰岛细胞负荷、减轻胰岛素抵抗。营养治疗主要包括根据身高体重量定的每日总热量摄入，合理的营养分配，提倡糖尿病患者三餐以粗粮为主，清淡饮食。

运动治疗：运动可增强心血管系统的功能，改善胰岛素的敏感性，对血压和血脂的调节也有一定的作用。长期的体育锻炼尤其适用于肥胖的2型糖尿病患者。糖尿病患

者应注意，首先运动前做好准备，避免空腹运动；其次要
监测血糖是否在正常范围内，且运动时随身携带补充糖分
的食品，以便不时之需。

药物治疗：可采取口服降糖药或注射胰岛素类药物两
种方法治疗2型糖尿病。如果口服降糖药及改变生活方式
不能使患者血糖得到有效控制，或是一部分药物会给患者
造成不良影响，那么就需要考虑注射胰岛素。无论患者口
服降糖药还是胰岛素治疗，均应按时按量进行。注射胰岛
素时需选择腹部、臀部等比较容易使药物吸收的位置，尽
量不要长期在同一个位置进针。

血糖监测：建议配备便携式血糖监测仪，并养成检
测、记录血糖的好习惯。在测量空腹血糖时，除了注意不
要进食外，还不能服用降糖药物，一般要测量空腹8小时
以上的血糖水平，但测量前一天的降糖药和胰岛素不要
停。此外，每个月复查2~3次糖化血红蛋白，了解近期血
糖控制情况，以此指导药物的调整。

心理治疗：糖尿病的治疗是一个长期的过程，可能会
给患者带来巨大的心理负担，而心理状态及情绪的起伏会
导致血糖波动。当人处于不良情绪时，如焦虑、抑郁、紧
张等，体内的交感神经会刺激促肾上腺素、去甲肾上腺素

等激素分泌。这些激素会拮抗胰岛素的作用，降低胰岛素的效能。因此在治疗糖尿病的过程中也要重视对患者心理的疏导，以收获理想的治疗效果。

对于合并男性更年期综合征患者，睾酮补充治疗不仅可以减轻男性更年期的症状，还可以明显改善胰岛素抵抗，有利于控制血糖和血脂水平，进而减缓糖尿病加重。睾酮补充治疗降低血糖的作用明显优于饮食和运动。不仅如此，睾酮补充治疗还会使心血管疾病的发生风险降低，同时也能改善睾酮缺乏导致的性欲减退等症状。因此，患者在必要时可以根据医生的建议进行睾酮补充治疗。

案例介绍

我今年50岁，长期患有2型糖尿病，服用药物控制血糖，效果尚佳，今年开始经常感觉烦躁不安、性欲低下、性生活质量变差，体检发现血清睾酮水平低下，听说可能是男性迟发性性腺功能减退症。请问该病与长期糖尿病有关吗？应该如何治疗？

研究表明，2型糖尿病和男性迟发性性腺功能减退症的发生发展有一定关系。

男性迟发性性腺功能减退症的主要病因是血清睾酮水

平低下。大量研究表明，血清睾酮水平低下与2型糖尿病的发病有关，游离睾酮每下降0.04 ng/mL，未来发生糖尿病的风险将增加1.58倍。在2型糖尿病患者中，男性迟发性性腺功能减退症的发生率高达33%。一方面，血清睾酮缺乏可以引起胰岛素抵抗；另一方面，血清睾酮水平降低使肌肉组织的过氧化物酶增生物激活受体和脂肪细胞过氧化物酶增生物激活受体的表达下调，进而使胰岛素的敏感性降低。

在一般情况下，睾酮补充治疗可明显改善胰岛素抵抗，有利于控制血糖和血脂水平，同时使腹部脂肪减少，心血管疾病的发生风险降低。睾酮补充治疗降低血糖的作用明显优于改善饮食和运动，同时也能改善睾酮缺乏导致的性欲减退等问题。因此，建议本例患者在医生的指导下进行睾酮补充治疗。同时，患者还应控制饮食，加强锻炼。

（杨海浪）

"怦然心动"（心慌）之后"眼花缭乱"（头晕）

男性更年期综合征合并自主神经功能紊乱可能会引起一系列症状，这些症状与自主神经系统的调节功能失调有关。自主神经是体内神经重要的组成部分，它主要调节内脏的活动，所以也叫内脏神经。自主神经包括交感神经和副交感神经，两者共同调节人体的器官活动，比如消化道、心血管和呼吸道活动。自主神经还参与出汗、体温、睡眠和血压等调节。可见，自主神经在人们体内扮演着不可或缺的角色。更年期男性出现自主神经功能紊乱可能的原因如下。

睾酮水平下降：男性更年期综合征的核心特征之一是睾酮水平下降。这种激素水平的改变可能对自主神经系统产生影响，导致功能紊乱。

睾酮水平与年龄变化

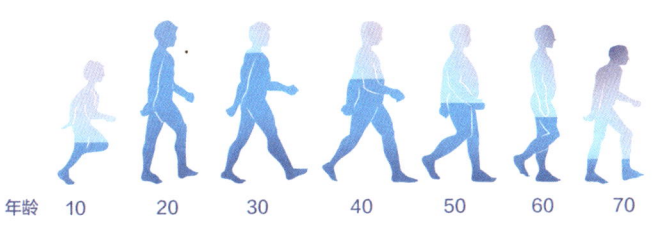

年龄 10   20   30   40   50   60   70

■■ 睾酮水平   ▓▓ 睾酮缺乏

代谢变化：随着年龄的增长，人体新陈代谢率可能下降，从而影响自主神经系统的平衡。

心血管变化：自主神经系统与心血管系统有密切关系。自主神经功能紊乱可能导致心率变化、血压升高或下降，从而影响心血管健康。

情绪和心理压力：忧虑、抑郁和其他情绪问题可能导致自主神经功能紊乱。

面色潮热、多汗是女性更年期自主神经功能紊乱的常见症状，但与更年期女性的雌激素显著降低不同的是，绝大多数中老年男性并不会经历雄激素的迅速降低，相比之下，中老年男性在更年期时通常较少出现面色潮热，仅部分患者会出现这类症状，因此容易被忽视。

由于整体的体能下降，自主神经功能紊乱，中老年男性还可能出现心悸气短、心律不齐、胸闷乏力、血压波动等症状，头晕、头痛也是常见的症状。

心悸是一种自觉心脏跳动的不适感或心慌感。当心率加快时感到心脏跳动不适，当心率缓慢时则感到搏动有力伴有撞击感。心悸时，心率可快可慢，也可有心律失常。在焦虑、紧张、情绪激动及注意力集中时更易出现心悸的症状。此外，在吸烟、饮酒或咖啡、服用某些药物如麻黄碱时也会出现心悸的症状。

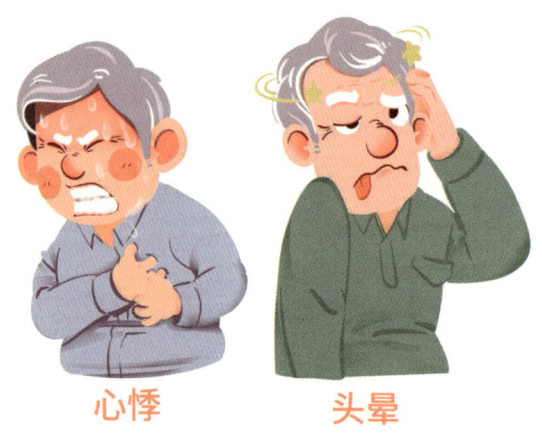

心悸　　　　头晕

中老年男性的自主神经功能紊乱、内分泌及代谢水平的显著改变，还可以造成食欲和消化功能的异常。食欲减退是常见的症状，活动减少和饮食结构失衡（纤维素成分减少）等因素可造成排便异常，主要表现为便秘。食欲减退和便秘可以明显影响患者对能量和重要营养物质的摄入，加重更年期综合征患者的临床症状。生活方式的改变和饮食结构的调整，可以缓解部分不适症状。请注意，男性更年期综合征合并自主神经功能紊乱的症状可能因个体差异而不同，不是每个患者都会出现自主神经功能紊乱的情况。对于男性更年期综合征引起的自主神经功能紊乱的治疗，可能需要综合考虑治疗方法，如睾酮替代疗法，以及管理自主神经功能紊乱的方法。另外，患者可以通过改变生活和日常饮食方式（多锻炼，规律健康地饮食，补充维生素等），以及药物治疗和情感支持来缓解症状。如果有这些问题，请咨询医生，以获取全面的评估和治疗建议。

（熊芸强）

男性更年期综合征的诊断要有真凭实据

如何确定是否患有男性更年期综合征？

男性更年期综合征的诊断相较女性更年期综合征的诊断更为复杂，因为男性更年期综合征的症状比较多样，而且并没有像女性更年期综合征那样清晰的生理标志（如停经、雌激素明显下降等）。准确全面地诊断男性更年期综合征是获得满意治疗效果的基础和前提，诊断过程通常包括以下几个步骤。

症状评估：医生会详细询问患者的症状，包括性欲减退、勃起功能问题、疲劳、抑郁、焦虑、失眠等情况。症状的评价是筛查诊断的第一步。目前，男性更年期综合征症状问卷（AMS量表，又称中老年男性症状评分量表)在临床上常被用来评估男性更年期综合征患者症状严重程度。

AMS量表(中文版)

目前您有下列哪些症状? 请在对应的栏目中打钩。如果您没有下列症状,请在"无症状"栏打钩。

症状	无症状 1	轻微 2	中度 3	严重 4	非常严重 5
1.感觉总体健康状况和精神状态下降(一般身体健康状况,主观感受)	☐	☐	☐	☐	☐
2.关节疼痛与肌肉疼痛(腰痛,关节痛,四肢痛,全背部痛)	☐	☐	☐	☐	☐
3.多汗[无法预期的或是突然的流汗,并非劳累的情形下发生潮热(突然感觉一阵发热,脸红或出汗)]	☐	☐	☐	☐	☐
4.睡眠障碍(入睡困难,易醒,早睡且感觉疲劳,睡眠质量差,失眠)	☐	☐	☐	☐	☐
5.嗜睡,常常感觉疲乏无力	☐	☐	☐	☐	☐
6.烦躁易怒(感觉容易冒犯和挑衅他人,容易为小事情感到心烦,情绪不稳定)	☐	☐	☐	☐	☐
7.神经质(内心紧张,坐立不安,烦躁)	☐	☐	☐	☐	☐
8.焦虑(感觉到恐慌)	☐	☐	☐	☐	☐
9.体力衰退/缺乏活力(整体表现下降,活动减少,对休闲活动缺乏兴趣,感到力不从心,成就感减少,必须勉强自己从事某些活动)	☐	☐	☐	☐	☐
10.肌肉力量下降(感觉虚弱)	☐	☐	☐	☐	☐
11.感觉压抑[情绪低落,悲伤,想哭(几乎要落泪),缺乏动力,情绪不稳定,觉得没有任何事情是有意义的]	☐	☐	☐	☐	☐
12.感觉已经过了人生的高峰期,开始走下坡路	☐	☐	☐	☐	☐
13.感觉筋疲力尽,跌入人生谷底	☐	☐	☐	☐	☐
14.胡须生长变慢或减少	☐	☐	☐	☐	☐
15.性能力下降或性生活频率降低	☐	☐	☐	☐	☐
16.早晨勃起的次数减少	☐	☐	☐	☐	☐
17.性欲下降(性生活中的乐趣减少,对性生活的欲望减少)	☐	☐	☐	☐	☐

除了上述的症状之外,您是否还有其他症状? 有 ☐ 无 ☐
如果有,请进行描述:

此问卷共包括17个问题。这17个问题涉及心理、体能、自主神经和性功能4个方面，量化程度分为无症状、轻微、中度、重度和非常严重，分别记1、2、3、4和5分，取所有得分总和，积分17～26为无症状，27～36为轻度症状，37～49为中度症状，不少于50为重度症状。此问卷在临床中进行了适用性评价，均获得了满意的结果。

排除其他疾病：由于男性更年期症状与其他一些疾病的症状相似，医生会进行一系列的检查，以排除可能出现类似症状的潜在疾病，如心血管疾病、糖尿病、甲状腺疾病等。

体格检查：对于男性更年期综合征患者来说，可能存在着健康状况和体能的全面下降，因此进行详细、全面的体格检查是十分必要的，有助于诊断。体格检查重点应该放在下列几个方面。

◆详细记录身高、体重、视力、腹围和臀围、腰臀比例、体脂、体温、呼吸频率、脉搏、血压。

◆注意头发、胡须、腋毛、阴毛等体毛的生长速度、生长状态及分布情况。阴毛稀少更可能比较明确地反映雄激素水平低下。观察皮肤有无痤疮。有无雌激素过高的表现（如肝掌、蜘蛛痣等）。

◆观察乳腺发育及溢乳情况、肝脏大小，检查心脏功能。

◆检测握力。

◆仔细检查生殖系统，包括阴茎、睾丸（大小、质地）、附睾、输精管、精索和前列腺。性腺功能低下患者通常有女性型乳腺发育、小且软的睾丸。睾丸体积变小和质地变软是更年期男性较常见的表现。

◆注意阴茎夜间勃起频度和强度、能否性交、性交频度及满意度、射精情况。

◆观察脊柱。若有驼背现象，可能提示存在骨质疏松。部分患者出现髋关节疼痛的症状，可能与骨关节炎有关，应注意鉴别。

◆前列腺检查。经直肠前列腺指诊可以作为前列腺病变的筛查方式，如前列腺癌。

激素水平检测：医生可能会检测血液中的睾酮水平。目前，一般公认采用19～39岁正常男性血清总睾酮水平第2.5百分位点作为睾酮缺失的标准。调查发现，在健康的非肥胖青年男性（19～39岁）中，血清总睾酮水平的参考范围为9.1～31.7 nmol/L。许多研究发现，在健康的年轻男性中，血清总睾酮水平的正常值下限为9.8～10.4 nmol/L（280～300 ng/mL），平衡透析法测定的血清游离睾酮水平的正常值下限为0.24～0.31 nmol/L（70～90 pg/mL）。虽然激素水平的单一检测并不能确定男性是否处于更年期，但低睾酮水平可能与症状有关。睾酮的分泌具有生物节律，在早晨人体的睾酮水平最高，所以通常医生会推荐患者在早晨进行睾酮测试。

生理指标检测：除了激素水平，医生可能还会进行其他生理指标的检测，例如血压、血糖、胆固醇等，以全面评估患者的健康状况。

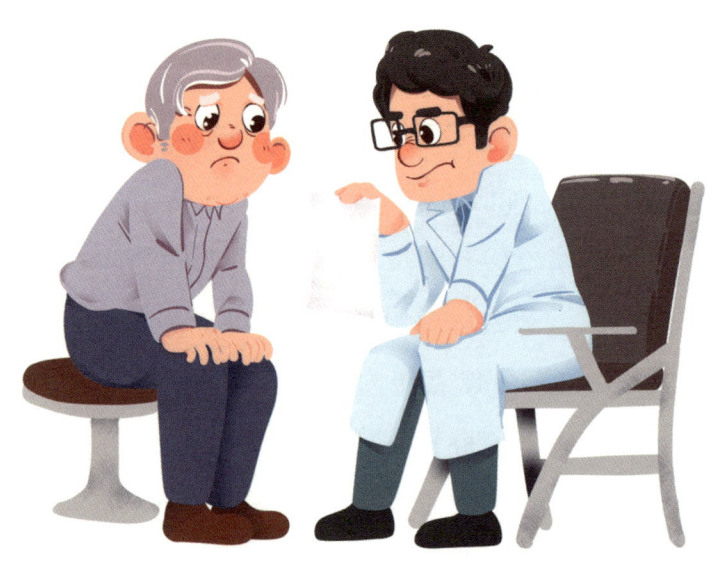

心理健康评估：考虑到男性更年期可能伴随着心理
健康问题，医生可能进行抑郁、焦虑等心理健康方面的
评估。

综合评估：医生将综合考虑症状、激素水平、生理指
标和心理健康等多个方面，以确定是否存在男性更年期综
合征。

请注意，男性更年期综合征的诊断是一个相对新的领
域，有关诊断标准仍在更新中。诊断应由经验丰富的医生
进行，医生需要根据个体情况进行个性化的评估。如果认
为自己可能进入男性更年期，建议咨询专业医生，以获取
准确的诊断和治疗建议。

容易与男性更年期综合征混淆的其他疾病

由于更年期是许多与年龄相关疾病的高发阶段，许多
疾病的临床症状可能与男性更年期综合征的症状相互重
叠、彼此影响，极其容易造成误诊而延误治疗。因此，在
诊断男性更年期综合征之前，务必进行必要的鉴别诊断，
医生可能会检测患者血液中的血清卵泡刺激素、黄体生成
素和催乳素水平。

原发性性腺功能减退症

尽管患者也表现出睾酮缺乏相关症状，但因其病变在睾丸，所以体格检查可以发现睾丸和阴茎较小，第二性征发育不明显。性激素检测的特征是血清总睾酮和游离睾酮水平低下，同时血清黄体生成素和血清卵泡刺激素水平增高。所以，血清黄体生成素和血清卵泡刺激素水平能较好地帮助鉴别诊断。

其他原因引起的继发性性腺功能减退症

尽管患者也表现出睾酮缺乏相关症状，而且血清总睾酮水平低于12 nmol/L（346 ng/dl），但若检测催乳素水平明显升高，则提示可能为高催乳素血症。必要时行垂体磁共振，可以帮助排除肿瘤性病变。

系统性疾病

对于血清睾酮水平下降的情况，还应排除系统性疾病、进食障碍、过度运动、使用抑制睾酮产生或作用的药物（如阿片类药物、促性腺激素释放激素激动剂或拮抗剂、抗雄激素药、糖皮质激素或螺内酯）和滥用药物，如大麻、过度使用乙醇和阿片类药物等。

总之，男性更年期综合征的诊断是通过相关的症状和体征，以及两次或更多次使用可靠的测定方法证明血清睾酮浓度持续降低来诊断的。

假如自己患有更年期综合征，该如何就诊？

寻找合适的医生：首先，应该寻找一位专业医生，通常是泌尿外科医生、内分泌科医生或家庭医生，他们有处理男性激素问题的经验。

准备病史：在就诊前，准备一份详细的病史记录，包括家族病史、目前的健康状况、症状的起始时间和严重程度，以及药物或相关保健品、滋补品等的使用情况。

描述症状：向医生描述你的症状，包括性功能问题、疲劳、情绪波动、抑郁、焦虑、失眠、体重增加和肌肉质量减少等。提供具体的例子和时间线，以便医生更好地了解你的情况。

体格检查：医生可能会进行体格检查，包括检查性征的变化，如体毛分布、睾丸大小等。

实验室测试：医生通常会要求进行实验室测试来测量性激素水平，特别是睾酮水平。这些测试可能在早上进行，因为通常晨间睾酮水平较高。

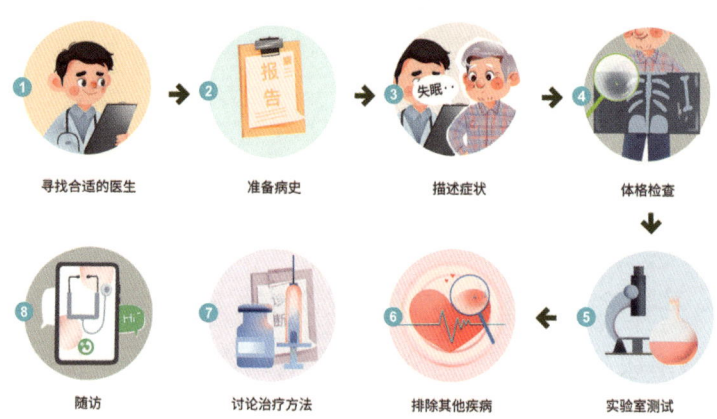

寻找合适的医生　　准备病史　　描述症状　　体格检查

随访　　讨论治疗方法　　排除其他疾病　　实验室测试

排除其他疾病：医生会排除可能导致症状的其他疾病，如甲状腺问题、抑郁症、心血管疾病等。

讨论治疗方法：如果确诊为男性更年期综合征，医生将讨论治疗方法。治疗方法可能包括生活方式改变、药物疗法或激素替代疗法，但治疗方案应根据你的具体症状和需求而定。

随访：一旦开始治疗，定期随访医生以监测症状的改善和可能的副作用，以调整治疗方案。

请记住，男性更年期综合征的诊断和治疗是一个个体化的过程。不同患者的需求和症状会有所不同，因此，医生将根据患者的情况制订最合适的治疗方案。如果怀疑自己患有男性更年期综合征，建议尽早就医，以获得专业意见和支持。

（熊芸强）

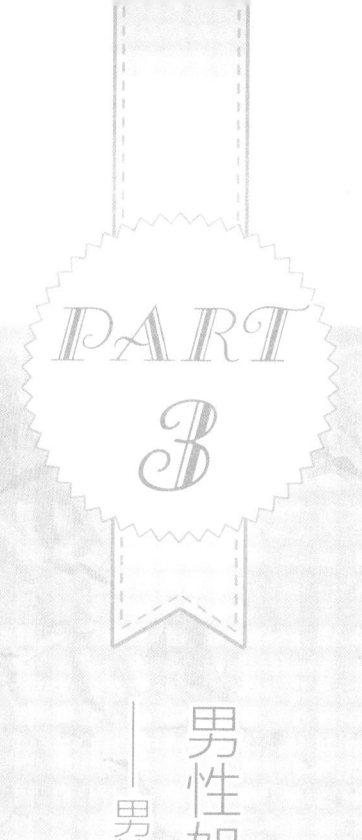

PART

3

男性如何度过更年期？

——男性更年期综合征的『治』与『预』

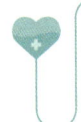

男性更年期并不是"豺狼虎豹"

　　据统计，接近40%的40～70岁男性会出现更年期综合征症状，但由于男性更年期体内激素水平的下降比较平稳，部分男性可能终生没有明显的更年期综合征症状；或者说男性都有更年期，但不一定都有更年期综合征。雄性激素部分缺乏是男性出现更年期综合征的重要原因，男性体内95%的雄性激素是由性腺器官——睾丸分泌的（其主要成分为睾酮），其余5%则由肾上腺分泌。女性因卵巢功能的退化，导致雌性激素水平"跳悬崖式"下降而出现明显的更年期症状，但是男性雄性激素水平的下降好比"下缓坡路"，是一个缓慢渐进性过程。因此，男性更年期综合征的临床表现不如女性更年期综合征那样明显。不管男性还是女性，随着年龄的增长，都将从生殖旺盛期过渡到后生殖期，从这个意义上来说，男性与女性都要度过更年期后才进入老年阶段。由于男性和女性生理上的差异，尤其是两者性激素水平下降的模式有所差别，男性更年期综合征与女性更年期综合征有所不同。近年来，随着对男性更年期有了更加深入的认识，可以针对男性更年期综合征的临床及亚临床症状采取相应的措施。例如，对于男性更年期综合征的临床症状可以采取相应的措施去减轻或缓解，而对于男性更年期综合征易伴发的疾病可早期预防，及早发现并及时干预。总而言之，男性更年期是许多男性都必须经历的

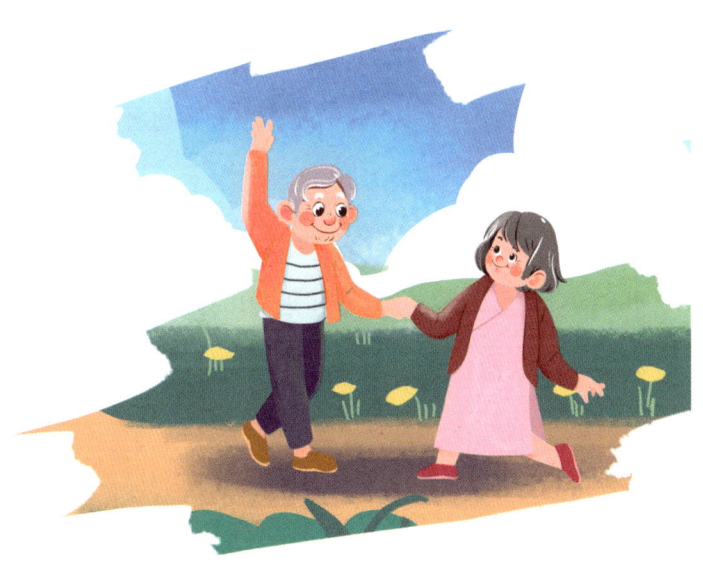

过程，我们只有充分认识它，才能促进男性平稳、健康地度过更年期，提高更年期男性的生活质量，真正实现世界卫生组织"Healthy Aging（健康老龄化）"的理念。

睾酮补充治疗是关键

雄激素补充治疗的发展经历

从有文字记载开始，人类就已经证明了去除男性和雄性动物活力简单有效的方法，那就是去除他（它）们的睾丸。睾丸的受损会降低男性的性欲，并导致性腺功能低下。而恢复男性的性功能往往可以考虑从滋补睾丸（或补充睾丸内的成分）开始。从古至今流传着睾丸提取物具有催欲和返老还童的神奇功效。19世纪以来，随着现代内分泌学的发展，睾丸以及随后发现的睾丸激素（睾酮）吸引了众多科学家的关注。

18世纪英国的威廉·亨特和近100年后德国的阿道夫·伯索尔德都证明了睾丸移植可以使阉鸡重新恢复雄鸡的能力。19世纪末期（1889年），在已经72岁高龄时，布朗·塞卡尔进行了具有里程碑意义的雄激素治疗，给自己多处皮下注射了一种混合物（强健的2岁龄的狗和豚鼠的睾丸提取物、睾丸静脉血、精液），以试图返老还童，让青春常在。他觉得治疗获得了成功，明显改善了自己的性欲、情绪、精力和排尿能力，并在4年后发表了自己的研究结果。这当然与安慰剂效应有相当大的关系，但却开启了睾丸提取物的现代器官治疗应用。此后5年之内，超过12000位医生给他们的患者注射了这种混合物。随后在芝加哥，维克多博士进行了一系列的人睾丸移植。他的治疗使得男性的勃起能力明显改善并出现性欲增强。他认为性功能和性欲望的增强与手术带来的强烈精神刺激有关，而睾丸细胞的实际功能到底有多少还难以确定。制造睾酮的科学方法首先是由莱缪尔·麦吉发现的，他从公牛睾丸首次分离具有活性的脂类成分提取物。1935年，恩斯特在荷兰的欧加隆工作，他从公牛睾丸分离到一种晶状激素，并将其命名为睾酮。同一时期，阿道夫从警察的尿液中分离到雄酮。工作在瑞士的利奥波德·鲁齐卡用胆固醇合成了雄激素。自从1935年睾酮和其他固醇类激素的生化特性被发现并成功合成后，雄激素的研究进展突飞猛进，最终使睾丸移植几乎完全退出雄激素补充治疗的应用领域，新的治疗方法不断出现在医疗领域内，并且适应证范围更广，尤其是在治疗老年男性疾病中具有重要的应用价值。1944

年，海勒和迈耶斯证明"男性更年期"可以用睾酮逆转。从18世纪到现在，睾酮的发现和睾酮补充治疗的应用经历了科研学者的反复试验，其中不乏开创性的研究以及新颖的思维。这使得睾酮治疗相关疾病的措施逐渐完善。

现代雄激素补充治疗概况

雄激素补充治疗的好处是显而易见的，但是给性腺功能减退的男性补充睾酮，以维持雄激素在基本正常的生理水平仍然面临许多挑战。尽管一些研究机构协商确立了性腺功能低下相关的激素数值、临床症状的诊断标准和进行睾酮补充治疗的参考标准，但还有许多不同的意见。造成意见不一致的主要原因如下：①缺乏评判中老年男性雄激素是否缺乏的简单可靠方法，雄激素缺乏的中老年男性也没有特征性的靶器官生理改变和特征性症状。②缺乏公认适合筛查中老年男性雄激素的方法和标准。③雄激素分泌具有明显的昼夜节律和脉冲式释放的特点，测定值难以反映体内雄激素的真实水平，而且血清内的各种雄激素水平分布不均，不能单独用来确定雄激素是否缺乏。④雄激素水平具有明显的个体差异。⑤记录雄激素水平随年龄变化的趋势可能比单纯测定一次雄激素水平更加重要，但绝大多数男性难以提供若干年以前的雄激素水平报告。⑥不同靶器官对雄激素的敏感性不同，且个体获得最大雄激素效应所需的雄激素水平也存在明显差异。

睾酮补充治疗的基本前提

对于性腺功能减退的患者来说，血浆睾酮水平往往低于13 nmol/L（相当于375 ng/dL）。睾酮补充治疗一般是相对长期的任务，只能由具有诊断、治疗和调节内分泌缺陷的医学知识和临床经验的医生来实行。然而值得注意的是，在获得雄激素缺乏的客观证据，并排除继发性原因引起的内分泌异常，且权衡补充治疗的风险和预期收益后，才能决定是否开始激素补充治疗。对于雄激素补充治疗的普遍观点包括：给予的睾酮剂量应当为正常生理剂量（3～10 mg/d）；应当将睾酮水平、5α双氢睾酮和17β雌二醇水平维持在正常生理水平；睾酮补充方案要具有良好的安全性，对前列腺、血清脂代谢、肝脏及呼吸系统没有明显的副作用；用药模式要使用方便，患者配合良好，尽可能减少医疗介入给患者带来的不便。专家们还一直认为，补充的睾酮要求是自然的睾酮而非化学改良的分子结构，自然的睾酮分子具有最适合维持睾酮生理效应的作用。睾丸所自然产生的睾酮是治疗性腺功能减退最好的雄激素补充物，选择睾酮进行雄激素补充治疗的潜在原因在于睾酮可以转化为5α双氢睾酮和17β雌二醇，这样可以产生更广泛的生理效应。

睾酮补充治疗的目的和适应证

专家们一致认为，睾酮补充治疗的主要目的是维持血清睾酮水平在正常生理范围内（至少要接近正常生理）的稳定状态，使外源性和内源性睾酮在体内正常地发挥生理作用，改善或治愈睾酮缺乏所引起的临床症状和体征。2002年，国际老年学与老年医学协会建议，在启动雄激素治疗之前，应该有明确的指征，即有雄激素部分缺乏的相应临床症状和生化标志。2004年，施耐德等在他们的文章中介绍了医学委员会研究所对现有资料进行分析，其中关于具有正常低睾酮水平（300~400 ng/dl；10.4~13.9 nmol/L）的老年男性进行睾酮补充治疗的有效性方面的结论是，考虑到睾酮补充治疗的风险性，现有的疗效并不足以证明启动长期睾酮补充治疗的合理性。相反，委员会建议首先开展短期、随机、安慰剂对照试验来观察对睾酮水平低于300 ng/dl的中老年男性进行睾酮补充治疗的疗效，只有在短期睾酮补充治疗有效的前提下，才建议进行长期研究来评估睾酮补充治疗的风险性。目前看来，对于存在严重雄激素缺乏的中老年男性进行睾酮补充治疗的效果要好于对轻微

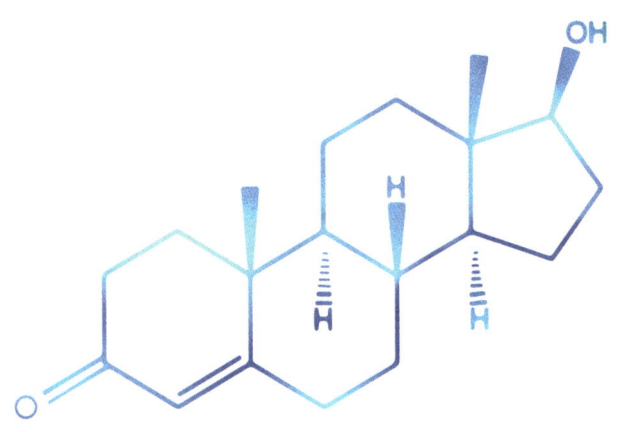

睾酮分子结构式

的性腺功能减退患者进行睾酮补充治疗。睾酮补充治疗的剂量及模式还需要通过进一步地研究来确认，目前应当先短期应用睾酮补充治疗，确认疗效后才能尝试长期的睾酮补充治疗。然而值得注意的是：在进行睾酮补充治疗前，必须先获得雄激素缺乏的客观证据，排除继发性原因引起的内分泌异常，并在睾酮补充治疗的风险和预期收益之间进行权衡，才能决定是否启动睾酮补充治疗。该治疗措施只有在得到专科医生和学者的普遍认可后，才能在临床上广泛应用。

睾酮补充治疗的一般原则

在病史、体格检查以及采用可靠的实验室方法都能够证明患者存在雄激素缺乏的情况下，如果进行睾酮补充治疗的危险因素（红细胞增多、前列腺癌等）能够控制，并且监测设备和检验方法（前列腺特异性抗原测定、血细胞比容测定等）容易获得，可以考虑进行睾酮补充治疗。

在睾酮补充治疗的疗效和风险还没有完全明确之前，在缺乏更多大样本、安慰剂对照研究结果的情况下，临床医生们对睾酮补充治疗仍然存在广泛的争议，因此还不能提出一个十分合理且理想的睾酮补充治疗方案。一些基本的原则性意见可以指导当前的临床实践，包括明确的适应证（明确的血清睾酮水平偏低）、治疗前后的安全评估（副作用及治疗收益的权衡）、最佳治疗周期和药物剂量、合理的治疗方式和疗程等。

睾酮补充治疗的常用制剂及其副作用

目前，用于睾酮补充治疗的合成药物选择很多，包括口服片剂和胶囊、口腔含化剂、长效和短效肌内注射针剂、可埋植的长效缓释胶囊、透皮（经阴囊和非阴囊途径）吸收的贴片等，它们各有优点、缺点和适应证。专科医生应熟悉每一种药物的适应症和禁忌症。一般而言，非损伤性的睾酮补充治疗容易为患者接受；患者可以自己使用口服和透皮吸收途径的制剂。这些药物的使用方式简便且不需要医生的帮助，尤其是外出旅行较长时间或对于有凝血障碍的患者，口服药物和贴剂的简便性及无创性具有更高的适用性和依从性。此外，口服睾酮还可以作为注射睾酮给药不足的补充。睾酮补充治疗后，患者不同时段的睾酮水平以及不同患者的睾酮水平可具有较大的差异，所以患者只需要根据自身情况来调整用药时机以及剂量，不应产生对比心理以及药量变化时的担忧心态。以下是一些常用睾酮的补充疗法、制剂以及它们可能产生的副作用。

注射剂：通过注射起效的睾酮补充制剂，有睾酮丙酸酯、睾酮丙酸戊酯等。其常见的副作用包括注射部位疼痛、肿胀、出血，以及可能的血小板增多、红细胞增多等。

凝胶或贴剂：通过皮肤吸收提供睾酮的睾酮补充制剂有睾酮凝胶、睾酮贴片。其副作用可能包括皮肤刺激、过敏反应、头痛、潮红不适等。

口服药物：口服药物如甲基睾酮等也可用于补充睾酮。其常见的副作用包括肝脏损害、情绪波动、头痛、恶心等。

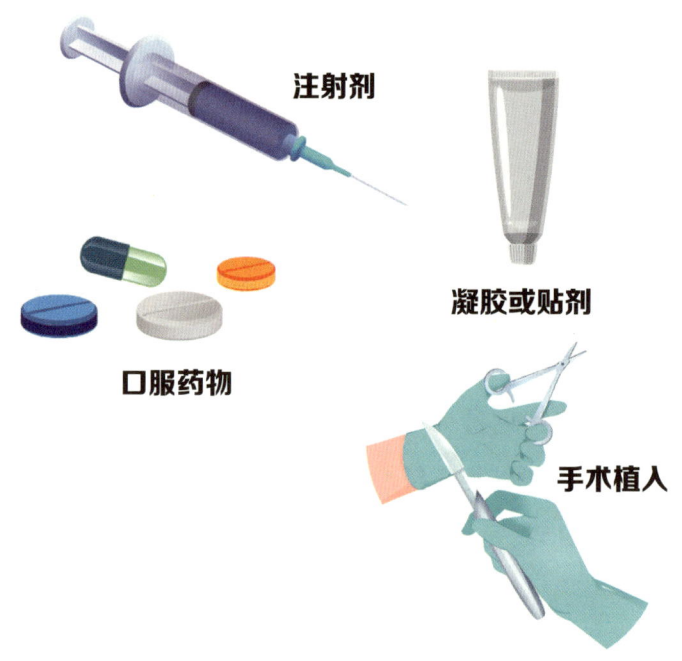

注射剂

凝胶或贴剂

口服药物

手术植入

手术植入：可通过手术将小块睾酮植入体内以补充睾酮，通常在臀部下皮下植入。植入物通常保留几个月。手术植入的副作用可能包括感染、出血、排斥反应等。

学者们普遍认为，只要严密监控药物的剂量并将其维持在体内一定的生理水平，睾酮补充治疗对绝大多数男性更年期综合征患者来说就是比较安全的，上述的这些睾酮补充疗法、制剂的危险性将会得到控制。全面回顾已经发表的文献和正在进行的研究，结合有关中老年男性进行睾酮补充治疗的益处和副作用方面的证据，并与青年男性的性腺功能减退以及动物模型相互比较，结果发现绝大多数的研究者赞同短期睾酮补充治疗（3～4年的治疗）是比较安全的，但是长期睾酮补充治疗的安全性问题还不清楚。由于目前长期睾酮补充治疗的观察报道仍较少，还难以准确估计副作用的发生情况，一些研究结果还不能被认为是最后的结论。有学者提出，需要观察6000例以上的睾酮补充治疗情况，并且需要随访至少6年的大样本、安慰剂对照实验研究，才能客观地回答。尽管对于青壮年（<50岁）男性进行生理剂量的雄激素补充治疗是安全的，其副作用通常是微不足道的，但中老年男性使用雄激素制剂的安全性问题是值得广泛关注的。

到目前为止，还缺乏评估中老年男性睾酮补充治疗的长期、随机、大规模（大样本）、多中心的有效性和安全性试验，已经完成的安全性研究结论多数是在性腺功能减退青年男性中获得的。欧内斯特·海明威在其生命的后10年里连续服用睾酮，给我们提供了长期服用睾酮的安全性验证。1994年，古伦详细地报告了小样本（33例）性腺功能减退男性10年服用雄激素的随访结果，证明长期使用雄激素不影响尿流率和前列腺特异性抗原水平。1997年，哈吉尔等进行的小样本研究证明，对性腺功能减退的中老年男性长期使用睾酮补充治疗，与心血管疾病和前列腺癌发生的风险性没有关系。到目前为止，睾酮补充治疗的观察结果显示其在长达10年的治疗期内未发现肝脏和前列腺的异常改变，但是这并不能完全消除人们对其潜在风险顾虑。为了验证长期睾酮补充治疗的安全性，还需要进行大样本、多中心的研究。

尽管睾酮补充治疗在提高中老年男性的认知能力、改善性欲等方面有诸多好处，人们对睾酮补充治疗的接受程度也越来越高，但人类的健康和安全始终是最重要的。

无论使用哪种睾酮补充疗法，都存在一些潜在的副作用和风险。这些副作用可能因个体差异而不同，因此医生应在指导下使用，特别是如果患有心脏问题、肝脏问题、前列腺问题或其他健康状况。医生将会监测患者的睾酮水平，并定期进行体格检查，以确保疗效和安全性。

此外，不建议自行购买或使用非法来源的睾酮补充剂，因为这可能会增加健康风险。如果你考虑使用睾酮补充疗法，务必向医生咨询。

伴随疾病的治疗要重视

男性更年期综合征与骨质疏松、老年性肌容量减少与肌萎缩、血脂代谢异常、老年糖尿病、肥胖症、良性前列腺增生、中老年抑郁等多种疾病的发生存在一定的关联，可能形成恶性循环。所以男性更年期所伴随的疾病也是需要重视的。

（詹祥鹏）

改变生活方式最重要，定期检查不能少

　　男性更年期综合征的疾病过程是长期的、慢性的，早期预防和积极应对有助于帮助中老年男性顺利、安全地度过更年期。这是开启男性美好晚年生活的前提和保障。改善更年期综合征症状有效的办法包

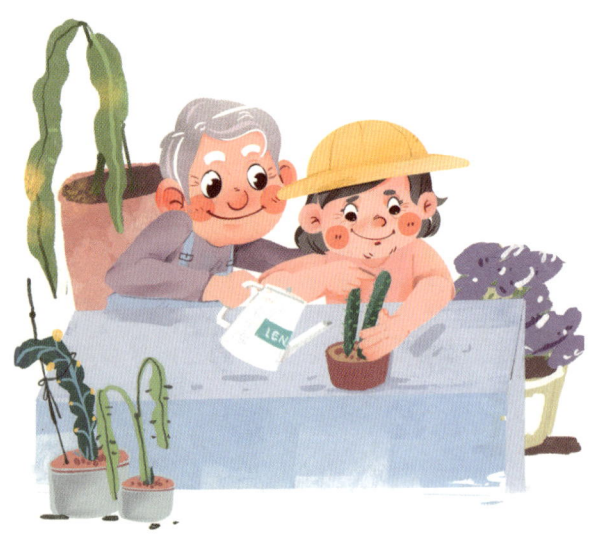

括乐观的情绪、适当的体育锻炼、和谐的性生活、充足的睡眠等。

乐观的情绪

乐观的情绪决定积极的人生态度，有助于男性更年期综合征患者安全顺利度过这一特殊时期。患者凡事要想开、看开，不要过分在意他人的想法和看法，主动接触乐观向上的人，学习他人的优点和长处，减少或避免消极因素的影响，消除悲观厌世的情绪。

研究证明，乐观的心态能够增强中老年人的心理韧性，甚至乐观者平均寿命较悲观者长11%～15%。积极乐观的情绪还能保护心血管系统，降低心脏病发作的风险。研究发现，乐观人群首次心脏病发生的可能性是悲观人群的一半。此外，乐观的态度还能增强免疫力，降低体内应激激素的水平，减少患病风险。乐观的情绪能够刺激大脑分泌使人愉悦的物质，如多巴胺、内啡肽等，这些物质能够有效改善人体免疫力。乐观的人体内免疫系统的T细胞和B细胞的活性显著多于悲观的人。乐观的人面对生活中的挫折和困难时，往往比悲观的人处理得更好，他们会降低自己的心理压力，避免压力过大导致心理和生理问题，以及消化不良、头痛和失眠等。最后，乐观的情绪可以感染周围的人。拥有积极心态的人往往更受他人欢迎。这有助于建立良好的人际关系，缓解孤独感，提高生活满意度。

那么，如何才能拥有乐观的情绪和积极的心态呢？首先，我们要降低个人的物质要求，尤其是对金钱、财富、美色、名利等方面的追求，把有限的时间和精力放在更加有意义的事情上。不要攀比，要多关注自身的优点和成就。要重新评价自己，要保持更积极、更自信的心态。要寻找兴趣和爱好，做到知足常乐，学会自我安慰，自我鼓励，在不断进步中增强自信心，增加主动探索的勇气。要积极参与社交活动，与亲朋好友保持联系，并定期分享困惑。其次，给自己设立可行的小目标，根据自己的兴趣和能力设定目标，努力完成并适当给予奖励，无论是物质上的，还是精神上的，都会让人感到愉悦。最后，遇事要换位思考，站在对方的角度考虑问题。也不能完全当"烂好人"，要在了解自己真实想法的同时主动体会他人的意见和需求，适当地理解并照顾对方的感受，学会管理和控制自己的情绪。

积极乐观的情绪包括快乐、兴趣、满足和爱等，它们有三个重要功能，即支持应对压力、缓解压力和恢复压力造成的消耗。积极乐观的情绪能拓宽人的注意范围，增强人的行动力，帮助人高效率地思考和解决问题，无论是生活中遇到的问题还是感情上遇到的问题。处于更年期阶段的中老年男性，需要了解和学习如何保持积极乐观的心态。这是安全、平稳度过更年期的前提，也是中老年男性安度晚年的重要保障。

适当的体育锻炼

为了预防和缓解更年期综合征的症状，中老年男性应当增加日常体育锻炼，遵循"三三三运动原则"，即每周坚持有氧运动3次以上，每次运动坚持30分钟以上，每次运动后心率达到130次/分钟。有氧运动能使人处于一种相对平衡的生理状态，即在运动过程中，人体消耗的氧气量和吸入的氧气量基本相等。通常有氧运动的强度较低，注意控制节奏，即可以持续较长的时间，非常适合中老年男性，如慢跑、游泳等。适度的体育锻炼不仅可以消耗热量，燃烧脂肪，减轻体重，增强和改善心肺功能，调节心

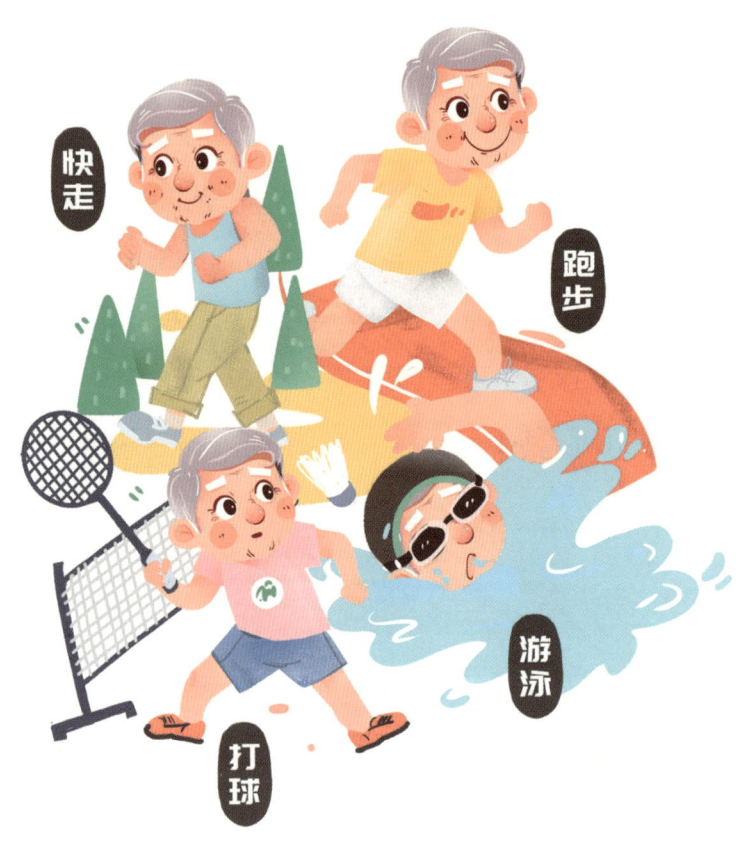

理状态，增强身体素质，还可将氧气送至全身各个组织器官，促进微循环，提高新陈代谢水平，有效防治男性更年期综合征。

　　健康的体育运动项目包括快走、跑步、游泳、打球等，中老年男性可根据个人爱好或基本体质选择具体运动方式。中老年男性还可以尝试3公里不骑车（选择步行）、5公里不坐车（选择步行或自行车）、10公里不打车（选择公共交通出行方式）。这样做不仅可以提高身体素质，改善男性更年期综合征症状，还很好地践行了绿色出行理念，减少污染，改善生态环境。

"三三三运动原则"的重点在于长期坚持，不是一朝一夕的事。中老年男性可根据个人能力适当选择对抗性的运动方式，如篮球、足球、乒乓球、羽毛球等。高强度的运动项目不但可以锻炼身体，激发身体潜能，而且能调动睾丸储备功能，提高体内雄激素水平，缓解男性更年期综合征症状，达到预防和治疗的双重目的，有效防止睾丸功能退化或睾丸萎缩的发生。

需要注意的是，中老年男性应当避免一些憋气类运动，如屏息举重、负重深蹲等高强度训练。这些运动可能导致肺泡破裂，产生严重后果。避免高强度的体育锻炼是所有中老年男性都需要注意的，中老年男性的恢复能力不如年轻时，适度的锻炼强度和频率更为适宜。慢跑、爬山等运动对膝盖的负担较大，可能加剧中老年男性的膝关节软骨磨损，导致关节炎甚至活动受限。所以做这些运动时，中老年男性应当采取一些措施来保护关节，如穿戴好护具，避免运动时间过长和强度过大。运动前要热身，发现身体不适时，中老年男性应立即休息，不要在状态不好和患有基础疾病的情况下，勉强自己参加体育锻炼项目。在运动过程中，中老年男性要注意摔倒风险。中老年男性应根据自身情况制订适合自己的运动计划，在身体适应运动强度后，循序渐进地增加运动量。保持充足的睡眠和休息，对身体恢复至关重要。

和谐的性生活

性生活可以锻炼身体，愉悦身心，改善两性关系，有效防治男性更年期综合征。性生活的前提是要有正常的性欲和良好的勃起功能，以及充分的体力支持。想要确认自己的体力是否足以维持正常的性生活，可以步行上二楼试试。通常认为男性只要能够自己登上二楼，体力就足以支撑性生活。需要注意的是，在患有基础疾病的前提下，可适当地进行性生活。没有性行为的患者，血清睾酮水平降低。前列腺重量减少，睾丸功能减退，包括睾丸体积减小，睾丸间质细胞的数量减小且LH值升高。调查显示，2302名患有勃起功能障碍和性活动不活跃的患者均有明显的男性更年期综合征症状。因此，增加性行为在某种程度上有助于缓解男性更年期综合征的症状。

常常会有人问："都这么大年纪了，性生活频率该如何选择？"男科医生常常这样回答：性生活频率遵循"九九原则"，年龄在40～49岁者遵循"四九原则"，即每30天6次性生活；50～59岁者，遵循"五九原则"，即每40天5次性生活；60～69岁者，遵循"六九原则"，即每50天4次性生活；70～79岁者，遵循"七九原则"，即每60天3次性生活。以此类推。"九九原则"给出的只是大体方向，做得到的可以坚持，做不到的也不必勉强。

适当频率且令人满意的性生活，不但能体现男性良好的性欲和性功能，而且能提高血清睾酮水平，还可改善夫妻关系，降低心脑血管疾病等不良事件的发生率。

充足的睡眠

睡眠对中老年男性的意义重大。首先，良好的睡眠有助于身体的恢复和修复。在睡眠中，身体的各个器官都在进行自我修复和调整，免疫系统得到强化，能够更好地抵御疾病的侵扰。其次，睡眠对心理健康也有影响，充足的睡眠可以让情绪更稳定，心情更愉悦。中老年男性面对生活中的各种变化和压力时，更需要良好的睡眠来维持心理的平衡和健康。此外，睡眠还与认知功能密切相关。研究表明，长期睡眠质量差的中老年男性患阿尔兹海默等认知障碍疾病的风险增加。良好的睡眠可以促进大脑的新陈代谢，提高注意力和记忆力，使得思维更清晰，反应更敏捷。最后，睡眠障碍严重影响中老年男性的生活质量，甚至会诱发或加重某些疾病。男性更年期综合征患者每晚需保证至少6小时的睡眠时间。深度睡眠之后，睾酮水平会恢复节律性，清晨可达到峰值。睡眠剥夺或睡眠障碍会影响下丘脑–垂体–性腺轴的调控功能，导致睾酮水平下降，加重男性更年期综合征症状。

如何保障睡眠的质量，是一个非常复杂的课题。首先，应当营造一个良好的睡眠环境，如选择舒适的床被，保持适宜的卧室温度（18 ~ 20℃）和湿度（50% ~ 60%），保持室内的黑暗环境，减少睡眠中的光污染。这样有利于大脑分泌褪黑素，帮助体内废物的代谢。同时，还应保持卧室安静。其次，睡前或午后不要饮用咖啡、浓茶等提神饮品。晚餐尽量清淡，不要进食辛辣、刺激、油腻的食物，可以选择蔬菜粥、面条等食物。注意不要吃太饱，饱胀感也会影响睡眠质量。最后，睡前保持心情舒畅，放松心态，减少紧张焦虑情绪，可以有效避免失眠发生。若失眠严重，可以咨询专科医生，予以药物治疗。切不可自行购买安眠药服用。此外，每天可以多进行户外运动。锻炼能提高夜间的睡眠质量。但睡前不宜进行剧烈的运动或过度兴奋，可以喝热牛奶或听舒缓的音乐，部分人甚至可以听小说和相声入睡。

总而言之，改善睡眠质量应先改善起居环境，打造温馨、舒适的卧室。减少或避免日间休息与睡眠，加强体育锻炼，可避免入睡困难。避免服用影响睡眠的食物或药物，睡前忌辛辣食物、浓茶与咖啡等，可改善睡眠深度。

在生活中，智能手机占据了人们日常生活的大部分时间。因此，男性更年期综合征患者每晚睡前应避免手机、电视、电脑等电子设备的干扰。保持规律的睡眠觉醒时间，符合一般社会习惯，可改善睡眠质量。如有必要，可选择适当的药物治疗，如地西泮、艾司唑仑、氯硝西泮等。这些药物可以延长睡眠时间，增加睡眠深度，从而改善男性更年期综合征症状。切记不要自行服用，应咨询相关专业医生，制订适合自己的用药方案。

家庭关爱

　　家庭关爱对中老年男性的影响主要体现在心理健康、身体健康和社交互动等方面。家庭的关爱与支持对男性更年期综合征患者来说是一剂良药。从心理健康上来说，男性更年期综合征患者常常会无缘无故地感到孤独与寂寞，性格改变、脾气暴躁、焦虑和抑郁时有发生。家庭的关爱

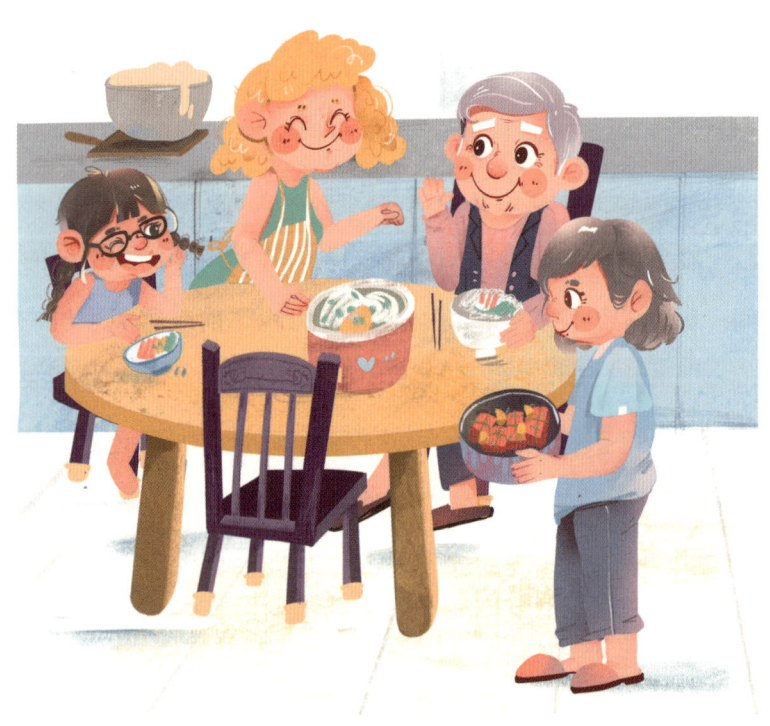

和支持可以提供情感陪伴和安全感，减轻男性更年期综合征患者的孤独感和抑郁情绪，增加他的愉悦感和收获感。家庭成员积极主动地全面了解男性更年期综合征这一疾病的特点和病情变化，给予男性更年期综合征患者理解和陪伴，有助于患者病情的恢复。

妻子的鼓励和孩子的关爱可以有效减少男性更年期综合征患者的过分担心与忧虑，降低恐惧感，减少无助感；有效减少男性更年期综合征患者的孤独感与寂寞感，增进彼此的情感与信任。

多一分理解、少一分争执，遇事冷静思考，做到宽容大度，想方设法创造或发现患者的进步，并给予及时正面的反馈、鼓励及适当奖励，有时会获得奇效，提高患者战胜疾病的信心和勇气。从身体健康上来说，家庭的关爱也有助于男性更年期综合征患者的身体健康。在日常生活中，家庭成员可以帮助中老年男性承担一部分耗费体力的家务，如采购、做饭和打扫卫生；减少不利于中老年男性健康的繁重体力活，如弯腰提重物。最后，从社交互动上来说，家庭成员应帮助拓展中老年男性的社交圈子，促进他们保持认知能力。此外，家庭还可以给中老年男性提供一个安全的居住环境，这在预防意外事故方面至关重要。

定期检查不能少

男性30岁以后，睾酮水平每年会下降1%～2%，40岁后睾酮生成量的减少会更加明显。虽然睾酮水平减退缓慢渐进，但研究证明男性进入40岁以后，无论是性能力、体力，抑或抗压能力，较以前都发生了不同程度的退化。这些异常表现或许与中老年男性雄激素水平下降有关。40岁以上的男性应对睾酮缺乏给予足够的重视，至少每年进行一次雄激素检查。睾酮检查花费不多，检查介质为抽血检查，男性可较为清楚地了解自己的雄激素是否存在不足。值得注意的是，睾酮缺乏并非一定引起症状，血清睾酮缺乏程度不同，引起的症状也各不相同。睾酮浓度并不能单独作为男性更年期综合征的诊断和监测指标，联合采用临床症状评估、睾酮检测以及诊断性治疗才能精准诊断本病。简而言之，40岁以上的男性可以每年进行一次血清睾酮检查，在发现睾酮水平低于正常范围时，男性应当去相关科室（如男科、内分泌科）就诊，医生会根据患者的情况综合分析，提出专业的建议和治疗方案。

（邓文）

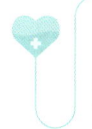

注意膳食要均衡，延缓衰老增功能

　　男性更年期与女性更年期一样，都是由于体内性激素下降造成的，但不像女性更年期所经历的改变那样明显，是一种缓慢渐进性的过程，而且有非常大的个体差异，并不是所有的中老年男性都会出现具有临床意义的睾丸功能减退，仅有约40%的男性在40～70岁时会经历某种程度的神经功能紊乱、抑郁、记忆力减退、注意力不集中、容易疲劳、失眠或嗜睡、潮热、出汗、易怒、情绪波动大、性功能障碍等。这些是男性更年期的特征。进入更年期后，饮食健康非常重要，男性应注意选用一些补肾壮阳及有助于改善和增强性腺功能的食物。性腺功能改善后，可以从根本上减轻男性更年期出现的各种症状。

　　健康的饮食结构有助于防治男性更年期综合征，

它要求荤素搭配，多清淡饮食，适当补充肉类食物，但不要偏食。饮食健康有利于机体健康，可提高睾酮水平，抵御疾病，保持血管敏感性，控制血压，预防糖尿病。饮食调整要避免偏嗜，以清淡为主，并注意营养均衡，不宜嗜食辛辣甘肥、厚味炙烤、难以消化的食物，以避免湿热内生，加重病情。可配食淡水鱼、豆浆等动植物高蛋白饮食，或进行有针对性的食物治疗，如食用鲶鱼、泥鳅、韭菜、牛羊肉、核桃等具有壮气力、强筋骨、益精血作用的食物。

蛋黄、动物内脏、牛肉、鸡肉、花生：这些食物含有胆固醇和维生素D。胆固醇是睾酮合成的原料。男性适当补充肉类，增加睾酮合成的原料，能有效促进睾酮合成，提高血清睾酮水平。天然维生素D有助于促进肌肉生长。

牛奶：牛奶含有丰富的蛋白质、较多的钙和锌离子，可改善男性性功能和精子活力，有效防止骨质疏松，改善睡眠，缓解疲劳。

西蓝花、花菜、白菜、萝卜、芹菜、菠菜、韭菜等蔬菜：这些蔬菜含有丰富的维生素，能防止睾酮水平降低。其中，菠菜含有丰富的镁元素，能降低性激素结合球蛋白水平，增加游离睾酮的比例，有益于生殖健康。

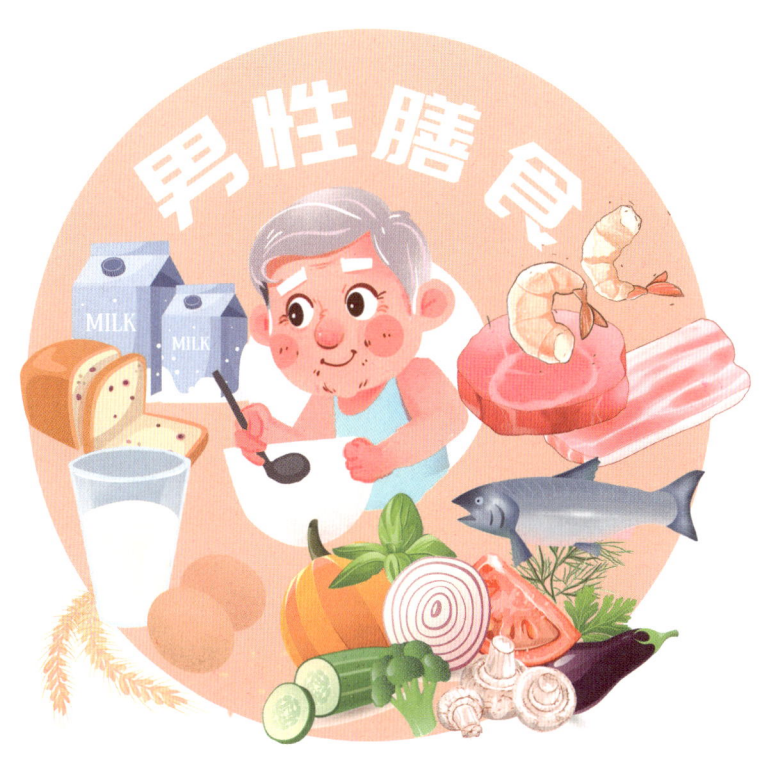

生蚝: 生蚝富含蛋白质、牛磺酸和锌元素, 不但能提高睾酮水平, 对男性生殖系统结构和功能的维持起重要作用, 而且有降血压、降血脂、滋补壮阳、益智健脑的功效。

洋葱和大蒜: 洋葱和大蒜含有丰富的黄酮类化合物, 黄酮类化合物不但有助于精子抵抗损伤, 改善精子数量与活力，提高睾酮水平，对男性健康有益，而且有降血压、降血脂、舒张血管、抑制血小板聚集、防止动脉粥样硬化的功效。

蘑菇：蘑菇含有丰富的膳食纤维，不但能有效减少男性体内雌激素的合成，降低芳香化酶的产生，保持睾酮水平，维持雌雄激素比例的平衡，而且有镇痛、镇静、提高机体免疫力的功效。

鱼类：鱼肉含有丰富的不饱和脂肪酸、锌和维生素D，对改善男性性欲有特殊功效，能补充天然睾酮，降低冠心病和脑卒中等不良事件的发生风险。

枸杞：枸杞具有滋阴补肾的作用，可用于改善肾阴虚所导致的腰肌酸软、阳痿、遗精等症状。枸杞虽然属于滋补药物，在日常生活中也很常见，但注意不要吃太多，否则有上火的风险。

山药：山药能填精涩精，改善脾虚、大便不成形、肺气不足等症状。山药在日常生活中常见，建议中老年男性可以适当食用。

其他腰腿壮肾阳功效的食品，如海参、燕窝、鹿茸、肉苁蓉等，在日常生活中不常见，且价值昂贵，不适合食补推荐。延缓性功能减退和机体衰老的关键是加强腰腿的功能，因此男性要加强下半身的活动锻炼，如慢跑、步行等，尽可能以步代车。

（邓文）

跨过"心理"那道坎

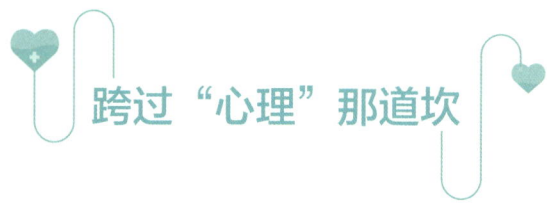

心理因素对男性迟发性性腺功能减退症的影响

男性更年期，也称男性迟发性性腺功能减退症，其主要与中老年男性雄激素水平降低有关。中老年男性都会经历雄激素水平下降的过程，但只有部分人表现出男性更年期综合征。由此可知道，雄激素水平的下降并不是产生男性更年期综合征的唯一原因，正如相关研究所报道的，年龄、躯体的状况、所处的社会环境、心理因素等综合因素共同引起了这一健康问题。此节就心理因素展开讨论，探究其对男性更年期的影响。

众所周知，男性在社会中担任重要的角色，尤其是中年以后会面对社会、家庭带来的压力，承担更多的责任。正常的心理压力是建立在个性心理与社会要求相适应的基础之上，当个体对压力的耐受能力下降，或压力的强度和持续时间超出特定个体的耐受范围时，就会造成心理和生理的损害。随着退休时间的延迟，越来越多的中老年男性仍奋斗在工作岗位上。一方面，这提升了中老年男性的个人价值感和获得感；另一方面，这无形中增加了中老年男性面临的压力。如力不从心带来的失落感，机体功能衰退带来的无力感，身体疾病带来的折磨感和对于新鲜事物接受的滞后感，这些感觉都会增加中老年男性的压力，当压力超过个体承受范围时，就可能引发心理及生理的疾病。

综上所述，中年以后的男性更容易产生不良的心理反应，而不良的心理反应可能会引起缺陷性人格特征、生活方式改变、心理应激甚至抑郁症等。这些改变会从多方面影响雄激素的分泌。例如，面对同样复杂的问题，具有缺陷性人格特征的人更容易焦虑、失眠，从而导致精力和体力下降，精力和体力的下降又会引起过度的担心和敏感。如此反复，会引起恶性循环。生活方式的改变，会通过影响性激素结合球蛋白水平间接影响男性雄激素水平。研究表明，压力过大可能导致暴饮暴食，有些人会通过进食高热量的食品来缓解压力。高热量饮食容易导致肥胖，而肥胖会对雄激素的合成与分泌产生不良影响，所以不鼓励以不健康的饮食习惯来缓解压力，我们应当找到健康的适用于自身的方式来减轻压力。

心理应激，即受到强烈的刺激之后出现一系列的心理和生理变化。根据之前的报道，其对男性性腺功能的影响可归为三个主要方面：其一，刺激直接作用于大脑，通过性欲的抑制作用，使男性性腺产生的雄激素受到抑制；其二，机体针对应激产生防御机制，即应激激素的大量分泌抑制大脑性腺中枢的功能，进而间接抑制雄激素分泌；其三，持续的应激可能会引起大脑性腺中枢的神经类物质消耗过多，从而间接引起睾丸内分泌功能减退。

如何诊断男性迟发性性腺功能减退症带来的心理影响

男性迟发性性腺功能减退症引起的心理症状

认知和自我认同感降低：认知感降低主要表现为：记忆力下降，患者可能难以记住新信息或回忆起旧信息；注意力不集中，在工作中或者阅读中容易分心，影响工作质量；执行能力和语言障碍，无法制订详细的计划，甚至出现失语、构音障碍等；视空间障碍，视物变形等。自我认同感降低表现为：过度在意他人的感受，特别需要外界的认可；情绪敏感，害怕麻烦别人，也习惯逃避问题；自我

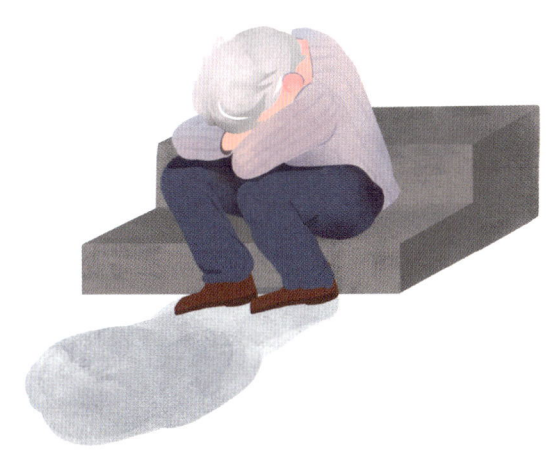

评价低，难以做出独立决策，需要依赖外界的认可；情绪波动大，害怕与别人产生冲突，也害怕被别人拒绝。

情绪相关表现：第一，情绪体验性下降，如心情差、压抑、烦躁等会导致对新事物不感兴趣，甚至对既往的兴趣爱好变得淡漠，开心不起来；第二，情绪缺乏稳定性，易怒，可能会因为一件极小的事与同事或家人吵架。

社会功能受损：出现认知、情绪等问题，可能会引起一系列的不良效应，如工作能力下降。极易波动的情绪导致患者与身边的人渐行渐远，回避社交，从而影响社会功能。

要将由男性更年期综合征引起的上述心理症状与精神心理障碍鉴别开，可通过《抑郁自评量表（SDS）》《焦虑自评量表（SAS）》对男性更年期综合征精神心理症状进行评估筛查。

怎么克服心理因素对
男性迟发性性腺功能减退症的影响

医生可以运用认知行为疗法、放松训练、心理咨询等方法进行男性更年期综合征的心理治疗。首先，男性应正视这一问题。男性从小就被教育要成为"男子汉"，应当坚强、不怕苦、勇于承担。这会让他们为保持自尊而难以接受疾病和虚弱的现实，在面临心理疾病侵害时，他们更愿意采取回避的态度。有学者研究男性对男性更年期的认识与理解，结果表明36%的男性熟悉该主题，38.4%的男性认为男性永远不会经历更年期，而53.4%的男性不知道男性更年期开始的年龄。不良的心理状态容易引起男性更年期综合征，而男性更年期综合征又会进一步恶化心理状态，如此会导致恶性循环，所以说正确地认识这一问题尤其重要。针对心理问题，男性应当积极寻求帮助。认知行为疗法可由专业的心理医生引导患者改变不良的思维模式及行为习惯，从而减轻男性更年期综合征的症状。放松训练包括深呼吸、肌肉松弛按摩等，在医生的指导下定期进行，有助于缓解压力和紧张感。当症状逐渐加重时，男性应当找专业医生进行心理咨询和心理治疗。其实，最简单的预防方法就在我们身边，如与家人朋友一起沟通、谈谈心，定期地进行体育锻炼，保持健康的作息及饮食习惯。当然，临床医生应当增加对男性更年期的宣传教育，帮助患者认识、处理这一问题。

（李盛）

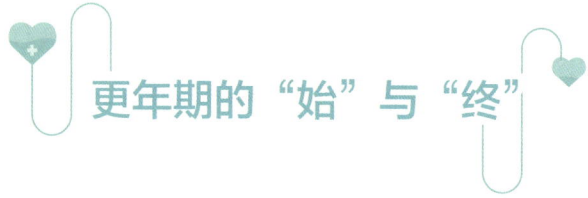

更年期的"始"与"终"

　　国内普遍认为，当女性年龄超过40岁，若10个月内出现2次相邻月经的周期变化超过7天，则可视为女性更年期的开始。那么，男性更年期是什么时候会悄悄来临呢？目前还存在一些争议，并无统一的定论，一般认为男性40～50岁以后会进入男性更年期。笔者认为年龄并非界定男性更年期的特定参考，男性更年期的诊断主要结合实验室检查和临床症状。实验室检查主要是雄激素（睾酮）水平的检测。有充分的证据表明随着男性年龄增大，男性睾酮水平会下降，在40岁之后每年下降1%～2%，但大多数人的睾酮水平保持在年轻男性的正常范围内，因而男性的生育能力可以持续到年龄较大的时候。目前，不同年龄阶段的睾酮参考范围尚未确定，男性更年期诊断标准存在争议。最新的欧洲泌尿外科学会指南标准为：总睾酮低

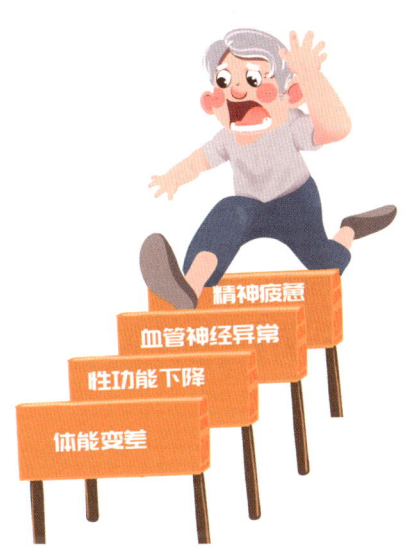

于12.1 nmol/L，游离睾酮的阈值为220～225 pmol/L。欧洲内分泌学会推荐总睾酮低于9.7～10.4 nmol/L。还有一些专家认为总睾酮低于6.9 nmol/L更合适。男性更年期的症状主要包括与雄激素下降相关的性功能障碍、性欲减退、肌无力、全身不适、情绪波动、认知障碍、易怒、生活享受和总体健康幸福感下降、盗汗、睡眠障碍和心悸等，还包括一些容易被诊断为其他疾病的肥胖、骨质疏松、潮热、疲劳、注意力不集中、抑郁等。因为症状存在主观因素判断，故给医生评估男性何时进入男性更年期带来一定困难。目前，我国还没有中老年男性更年期症状的具体定义。一项欧洲男性衰老研究对性功能及性欲改变的症状指标化后认定，清晨勃起每月少于或等于1次，没有或很少有足够性交的勃起，每月性冲动少于2~3次，可定义为存在雄激素水平降低相关症状。正常中老年男性清晨勃起每月多于2~3次，通常或总是可以有足够性交的勃起，每周1次或多次的性冲动。

刚才说到男性更年期的开始，那么男性更年期何时结束，会持续多久呢？女性更年期一般持续3~5年，少数不到1年，但也有个别女性可持续10年之久。对男性而言，中老年男性雄激素水平的下降是随着年龄的变化而改变的，一旦出现这种情况，就是不可逆转的，终生的。补充雄激素治疗是男性更年期的主要治疗方法，那么对于进入男性更年期的中老年男性来说，是否意味着要终生补充雄激素治疗？当然不是，正如前文所述，雄激素水平降低为每个中老年男性必将经历的，但并不是每个男性都会出现临床症状。男性更年期综合征为多种综合因素所引起的，首先可先通过非药物治疗调整，如调节生活方式、加强运动、心理疏导等，具体方式可参照前文所述。若效果不佳，再通过补充雄激素进行治疗。

补充雄激素治疗也是充满争议的问题，症状严重到什么程度或者雄激素水平下降到什么程度才建议补充雄激素还没有普遍共识。调整生活方式不但可延缓男性更年期的到来，而且可改善男性更年期的症状。对于症状轻的患者，首先要调整生活方式，其中体重管理是最重要的一项。研究表明，体重与雄激素水平呈负相关，因此减重是很重要的干预方式。同时对于需要补充雄激素的患者来说，肥胖会使补充雄激素治疗后发生不良作用的风险增加。除了体重管理以外，调整其他生活方式也很有意义。一日三餐要有规律，膳食营养要均衡，限制糖、盐、脂肪摄入，多吃水果、蔬菜、谷物等。适当地参与体育锻炼，比如慢跑、散步、打太极等，同时要保证充足的睡眠，保持乐观的心态，减轻生理和心理负担。日常生活中，要及时发泄压力，通过自己的兴趣爱好来舒缓情绪，比如爱好下棋的患者，可以通过下棋来舒缓心情。

对于调整生活方式干预效果不佳的患者，建议进行补充雄激素治疗。补充雄激素后可以明显增强性欲，但不是对所有患者的性功能障碍均有效，有些患者睾酮水平低，但是勃起比较好，而有些患者补充较高浓度的睾酮，却并没有改善勃起功能。研究显示，总体上补充雄激素治疗可以明显改善性欲、夜间勃起、勃起功能评分和总体满意度。一些研究还发现补充雄激素对腰椎骨矿物质密度有一定的有益影响。

男性更年期可能长期持续下去，但长期雄激素的补充治疗也需权衡利弊。尽管一些研究表明长期雄激素的补充是安全有效的，但部分患者存在补充雄激素的禁忌证。首先，局部进展性和转移性前列腺癌患者存在补充雄激素禁忌，前列腺癌作为中老年男性常见的恶性肿瘤之一，发病率在逐年上升，其肿瘤细胞主要依靠雄激素支持。有趣的是研究表明使用雄激素补充疗法并不会提升前列腺癌的发病率或前列腺恶性肿瘤术后的复发概率。针对这类患者，要积极监测前列腺肿瘤指标。其次，良性前列腺增生伴有严重下尿路梗阻症状的患者存在补充雄激素禁忌，使用雄激素补充疗法可能会使症状加重。最后，有特殊基础疾病患者，例如红细胞增多症患者、未治疗的严重睡眠呼吸暂停综合征患者、严重的心功能或肝功能衰竭患者，存在补充雄激素的禁忌。此外，并不是所有患者都需要长期补充雄激素治疗，当前研究建议当雄激素水平补到一定范围内，可停止补充，积极随访，若再次出现症状，可接着补充雄激素治疗。

在补充雄激素治疗期间，应该于治疗几个月后评估症状的改善情况。如果患者未感受到明显的症状改善，应该终止治疗并进一步查找原因。如果治疗有效，也应该定期检测血细胞比容、血红蛋白和前列腺特异抗原水平。每3～6个月进行一次直肠指诊。同时还应该考虑到患者症状自发好转的可能性。因此在治疗一段时间后，建议停药观察一段时间，评估患者的症状和睾酮水平。对于男性更年期综合征患者，补充雄激素治疗可能是终生的，但最佳的治疗持续时间尚未明确，还需要长期的研究来阐明。

（李盛）